DE

LA CROISSANCE

ET DE

SES RAPPORTS AVEC LES MALADIES AIGUES FÉBRILES

DE L'ENFANCE ET DE L'ADOLESCENCE

PAR

LE DR M.-L. AUBOYER

ANCIEN INTERNE DES HOPITAUX DE LYON
LAURÉAT DE L'ÉCOLE DE MÉDECINE (PRIX DE FIN D'ANNÉE 1876-7

PARIS

ADRIEN DELAHAYE et ÉMILE LECROSNIER, ÉDITEURS

PLACE DE L'ÉCOLE DE MÉDECINE

—

1881

DE

LA CROISSANCE

ET DE

SES RAPPORTS AVEC LES MALADIES AIGUES FÉBRILES DE L'ENFANCE

ET DE L'ADOLESCENCE

LYON. — IMP. PITRAT AINÉ, 4, RUE GENTIL.

DE
LA CROISSANCE

ET DE

SES RAPPORTS AVEC LES MALADIES AIGUES FÉBRILES

DE L'ENFANCE ET DE L'ADOLESCENCE

PAR

LE DR M.-L. AUBOYER

ANCIEN INTERNE DES HOPITAUX DE LYON
LAURÉAT DE L'ÉCOLE DE MÉDECINE (PRIX DE FIN D'ANNÉE 1876-77)

PARIS

ADRIEN DELAHAYE ET ÉMILE LECROSNIER, ÉDITEURS

PLACE DE L'ÉCOLE DE MÉDECINE

—

1881

INTRODUCTION

On ne peut fréquenter un hôpital consacré aux maladies de l'enfance sans être frappé journellement des
rapports que présente la croissance avec les différentes
affections aiguës. Depuis longtemps déjà, l'attention de
M. le professeur Perroud avait été attirée sur ce fait.
Aussi nous engagea-t-il à l'étudier et à en faire le sujet
de notre thèse inaugurale. Nous fûmes tout d'abord sur-
pris du petit nombre d'écrits publiés sur une question
aussi intéressante. Il n'existait que des documents épars
dont il fallait tirer le meilleur parti. Il s'agissait pour
nous de constituer un travail d'ensemble, en nous
appuyant sur des observations plus rigoureuses que celles
fournies par nos devanciers. Ce n'est pas sans nous rendre

compte des difficultés de notre tâche que nous l'avons entreprise.

Trois épidémies de variole, de scarlatine et de fièvre typhoïde, que nous avons vu successivement naître et se développer sous nos yeux dans le cours de cette année, nous ont fourni des éléments nombreux. Tous les enfants atteints de maladies aiguës, admis dans nos salles, ont été mesurés avec le plus grand soin à leur entrée, le jour où ils se levaient pour la première fois, et, autant que possible, à leur sortie. A cet effet, la toise ordinaire exposant à trop d'erreurs, nous avons fait construire un appareil composé d'une planche horizontale graduée, à l'une des extrémités de laquelle était adaptée perpendiculairement une petite tige en bois devant servir de point d'appui à la tête de l'enfant. Pour nous placer toujours dans les mêmes conditions et nous entourer de toutes les garanties désirables, nos petits malades étaient constamment mesurés dans la position horizontale. Nos mensurations générales étaient ensuite contrôlées la plupart du temps par une mensuration exacte des membres inférieurs.

Il eût été intéressant de vérifier quelle influence pouvait avoir sur l'élimination des phosphates une croissance aussi rapide que celle que nous constations parfois. Nous avions commencé à doser, à ce point de vue, les urines de tous nos malades ; mais des difficultés complètement indépendantes de notre volonté nous ont forcé à abandonner ces recherches. A l'étude clinique, nous avons joint quelques examens macroscopiques de la moelle des os longs chez des sujets ayant succombé à diverses affections aiguës, telles que scarlatine, fièvre typhoïde, tuberculose aiguë, etc.

Tous les résultats, auxquels nous sommes arrivé sont consignés dans notre travail qui sera divisé en trois chapitres.

Le premier comprendra des considérations générales et physiologiques sur la croissance, et l'exposé de ses lois démographiques.

Dans le second, nous étudierons l'influence des maladies aiguës sur la croissance et les vergetures observées sur les membres à la suite de ces affections. Nous mentionnerons les auteurs qui ont écrit sur la question et les opinions qu'ils ont émises. Nous exposerons ensuite nos idées personnelles sur le mode de production de la suractivité de la croissance dans le cours et la convalescence de certaines maladies aiguës. Un paragraphe spécial sera consacré aux observations cliniques.

Dans le troisième chapitre, nous traiterons de la fièvre de croissance et de sa signification.

Enfin un court appendice renfermera nos conclusions.

Nous ne nous flattons pas de combler les lacunes que présente la science sur les phénomènes de la croissance liés aux maladies aiguës de l'enfance et de l'adolescence ; mais nous nous estimerions heureux si nos recherches pouvaient engager d'autres personnes à les compléter.

Avant de commencer cette étude, qu'il nous soit permis de remercier publiquement notre excellent maître,

M. le professeur Perroud qui nous en a inspiré l'idée et n'a cessé de nous encourager de ses conseils.

M. le docteur Vincent, professeur agrégé à la Faculté, avec son obligeance habituelle, a bien voulu mettre à notre service sa connaissance approfondie de la langue allemande et nous guider dans l'examen d'une partie de nos pièces anatomiques; qu'il reçoive l'expression de toute notre gratitude.

Nos collègues et amis, MM. E. Dufourt, G. Lemoine et P. Gouilloud, ainsi que M. Chauvin, externe des hôpitaux, nous ont également prêté leur précieux concours; nous sommes heureux de leur en témoigner notre reconnaissance.

DE

LA CROISSANCE

ET DE

SES RAPPORTS AVEC LES MALADIES AIGUES FÉBRILES DE L'ENFANCE

ET DE L'ADOLESCENCE

CHAPITRE PREMIER

DE LA CROISSANCE

SOMMAIRE. — Définition.

I. — CONSIDÉRATIONS GÉNÉRALES ET PHYSIOLOGIQUES. — Limites de la période de croissance. Division de cette période par les différents auteurs, Stahl, Hufeland, Richard (de Nancy), etc. — Plan de l'étude de la croissance : tissus, systèmes organiques, parties ou régions, croissance générale. — 1° Tissus en général. Tissu osseux en particulier; accroissement des os en longueur; expériences de Flourens, Ollier; mécanisme de cet accroissement. — 2° Parties ou régions. — 3° Croissance générale. — Son intensité variable suivant certaines conditions.

II. — LOIS DÉMOGRAPHIQUES DE LA CROISSANCE. — Importance de cette étude. — Historique. — Croissance du fœtus : Sömmering, Chaussier, accoucheurs contemporains. — Croissance de l'enfant et de l'adolescent : Buffon, Quetelet, Pagliani, Bowditch, etc. — Tableau de Quetelet. — Ses conclusions ne concordant pas avec celles des autres auteurs. — Conditions qui influent sur la marche de la croissance. — Anomalies de la croissance. — Développement des diverses parties du corps prises isolément : Quetelet, Charles Roberts. — Conditions qui influent sur la taille finale. — Ses variations journalières.

Tous les corps organisés naissent, s'accroissent jusqu'à un degré déterminé, puis dépérissent et cessent d'exister.

La croissance consiste dans ce développement progressif, particulièrement en hauteur, qui commence à la naissance et se continue jusqu'au moment où le corps a atteint une taille plus ou moins élevée. Aussi ce mot s'emploie-t-il indifféremment pour les animaux et les végétaux qui parcourent de la même façon certaines périodes avant d'arriver à un développement complet.

I

CONSIDÉRATIONS GÉNÉRALES ET PHYSIOLOGIQUES

La croissance de l'homme commence dans l'utérus à la conception et se poursuit régulièrement dans l'embryon ; elle se continue chez le nouveau-né avec une intensité qui diminue à mesure que l'âge augmente. Le développement en hauteur est, sauf de très rares exceptions, totalement accompli entre vingt-trois et trente et un ans selon les individus. C'est alors surtout que s'accentue le dévelopment en épaisseur qui est complet à quarante ans chez l'homme, à cinquante ans chez la femme. Dans la série animale, la longueur de la période de croissance est proportionnée à la durée totale de la vie ; c'est-à-dire qu'un animal parvient d'autant plus lentement à l'état adulte que son existence est plus longue. D'après Haller [1], le bœuf qui, en deux ans, a parcouru son accroissement complet, ne vit pas plus de dix-neuf ans, tandis que

---

[1] Haller, *Physiologie*, t. II, pars II.

l'éléphant, dont l'existence dépasse quelquefois un siècle,
n'est pas encore complètement développé à vingt-cinq ans.
Cette règle n'est pas applicable aux oiseaux, dont l'accroissement en hauteur est presque toujours terminé avant la
fin de la première année ; bien que plusieurs espèces de
ces animaux, comme l'aigle et le perroquet, puissent vivre
au delà d'un siècle.

Parmi les auteurs qui se sont occupés de la croissance
humaine, seuls les cliniciens ont tenté des divisions de la
période qu'elle comprend, se fondant en partie pour
cela sur le développement des organes et la pathologie
de cet âge. Stahl[1] recule jusqu'à la vingt-cinquième année
le temps pendant lequel se fait l'accroissement. Hufeland[2]
s'arrête à la quatorzième année, parce qu'il ne traite que
des maladies de l'enfance. Il divise cet espace de temps
en trois périodes : la première, de la naissance à la première dentition ; la seconde, de la première dentition à
la septième année ; et la troisième, de la septième à la
quatorzième année. Richard (de Nancy)[3] limite la période
du développement à dix-huit ans, et, en cela, se place
uniquement au point de vue de la taille. Rillet et Barthez[4],
dans leur traité, ne s'occupent aussi que de l'enfance
qu'ils font terminer par la mise en action des organes
génitaux, c'est-à-dire à la puberté. Barrier[5] adopte les
mêmes divisions qu'Hufeland. Régnier[6] approuve celles
de Stahl, et décrit sous le nom d'enfance la période qui

---

[1] Stahl, *Morborum ætatum fundamentis.*
[2] Hufeland, *Manuel de médecine pratique.*
[3] Richard (de Nancy), *Traité pratique des maladies des enfants.*
[4] Rillet et Barthez, *Traité des maladies des enfants.*
[5] Barrier, *Traité pratique des maladies de l'enfance.*
[6] Régnier, *Des maladies de croissance.* Thèse de Paris, 1860.

s'écoule entre la naissance et sept ans ; sous le nom de
jeunesse, celle entre sept et quatorze ans, et d'adolescence, celle entre quatorze à vingt-cinq ans. Ainsi qu'on
le voit, sa division est plus générale et se rapporte mieux
à notre manière de voir.

Pour être complète, l'étude de la croissance devrait
porter sur les tissus, sur les organes, sur chaque région
en particulier, enfin sur la totalité du corps. Mais nous
laisserons de côté le développement des organes, que ne
comportent pas les limites d'un pareil travail, et qui, du
reste, ne rentre que d'une façon très indirecte dans notre
sujet.

M. Dally [1], dans son excellent article du *Dictionnaire
encyclopédique des sciences médicales*, auquel nous
aurons l'occasion de faire de nombreux emprunts dans le
cours de ce chapitre, rattache aux phénomènes histologiques les procédés naturels d'accroissement, d'où résulte
la croissance. Nous ne saurions mieux faire que de citer
textuellement les lignes qu'il consacre au développement
de ces idées. « Les procédés naturels d'accroissement,
d'où résulte la croissance, dit l'auteur, se rattachent aux
phénomènes histologiques, et finalement à la prédomi-
nance de l'assimilation sur la désassimilation. Tantôt
les éléments s'accroissent individuellement, tantôt leur
nombre augmente. La vie cellulaire comprend donc elle-
même, pour chaque élément anatomique, des phénomènes de prolifération par segmentation simple, ger-
mination en endogénèse ; c'est au sein de ce travail
intime qu'il faudrait poursuivre l'étude de l'accroisse-

[1] Dally, Art. croissance, *in Dictionnaire encyclopédique des sciences
médicales*.

ment des spécialisations de tissus et, sans doute, des diathèses pathologiques. Mais nous n'avons encore, sur ce point, que des données incomplètes.

« Autour des noyaux se développent ordinairement les éléments anatomiques ; ils paraissent être des centres d'activité vitale et s'entourent d'une sphère de nucléoles et de protoplasma qui sert de milieu à de nouveaux éléments. Toutefois, selon Robin, ce mode de reproduction ne serait général que pour les tissus inférieurs ; les cellules nerveuses et musculaires se développent par genèse spontanée au sein du blastème intercellulaire. Quoi qu'il en soit, au reste, des phénomènes intimes de l'accroissement, il nous importe seulement d'en retenir deux faits principaux : le premier, que la croissance résulte de l'augmentation du nombre ou du volume des éléments anatomiques et des blastèmes ; le second, que ces phénomènes, chez les animaux, s'opèrent spécifiquement, élément pour élément, sans exemple de métamorphose d'une cellule en une autre au sein d'un même blastème.

« Des connaissances plus étendues sur les observations histologiques nous donneraient peut-être l'explication d'un certain nombre de faits que nous devons nous borner à enregistrer. Ainsi, on peut supposer que dans les croissances rapides associées à des phénomènes morbides, il y a disproportion entre l'activité évolutrice des divers systèmes. L'élément anatomique paraît être un centre de forces spécifiques ; les cellules des divers systèmes, les ostéoblastes, les hématies, les globules ne jouissent point des mêmes propriétés ; les proportions relatives de leur développement, de leur nombre, ne sont-elles pas une condition d'équilibre pour les hautes fonctions ?

Quel rapport peut-on constater entre ces proportions et les symptômes morbides? Déjà, grâce à la numération des globules sanguins et à la constatation de leur rapide variation de nombre, de forme et de volume dans un grand nombre d'états pathologiques, quelque lumière a été faite sur cette hypothèse vérifiable...»

Mais si les données sont encore très incomplètes, en ce qui concerne l'accroissement des tissus en général, nous possédons des notions plus nettes sur le développement du tissu osseux en particulier. Comme c'est, en somme, par l'intermédiaire du squelette que se fait la croissance, nous nous étendrons spécialement sur les phénomènes d'accroissement des os en longueur.

Il est un fait depuis longtemps déjà acquis à la science, à savoir que cet accroissement s'y fait différemment que dans les tissus mous. Dans ces derniers, il est interstitiel, c'est-à-dire qu'il s'opère par l'interposition de nouveaux éléments anatomiques entre les éléments existants. Dans le tissu osseux, au contraire, l'accroissement est périphérique; il n'y a pas interposition mais superposition d'éléments nouveaux. Pour mettre ces faits en lumière, Duhamel[1], Hunter[2], Flourens[3], parvinrent à obtenir la coloration des os de divers animaux en les soumettant au régime de la garance. Leurs expériences analogues concordent sur les points fondamentaux et ne laissent aucun doute sur le mode général d'accroissement des os.

Il importe maintenant d'examiner quel est l'organe

---

[1] *Histoire de l'Académie des sciences*, 1743.
[2] *Œuvres complètes de Hunter*, t. IV (traduct. franç. de Richelot, 1840).
[3] *Théorie expérimentale* et *Comptes rendus de l'Institut*, 1840 à 1842.

aux dépens duquel se forment les nouvelles couches du
tissu osseux. Entre la diaphyse et l'épiphyse des os longs,
au milieu des lames du tissu spongieux, se trouve un cartilage qui se continue d'une façon insensible avec les por-
tions osseuses voisines. On lui a donné le nom de cartilage
de conjugaison. Volumineux chez l'enfant, il diminue pro-
gressivement chez l'adulte jusqu'au moment où il dispa-
raît par ossification entre vingt et vingt-cinq ans. Jusqu'à
cette époque, il sert de ligne de démarcation entre le
corps et l'extrémité de l'os. Sa structure anatomique intime est celle du cartilage. Quant à son rôle physiologique, il a été longtemps méconnu ; ce n'est que dans
la première moitié de ce siècle que les expériences de
Flourens sont venues jeter quelque lumière sur ce
sujet. Il reconnut qu'en implantant des clous de plomb à
différentes hauteurs sur le tibia d'un jeune lapin, les
clous situés à la partie médiane conservaient leurs rapports, tandis que ceux qui se trouvaient dans les épiphyses
s'éloignaient dans des proportions variables suivant l'os.
De nombreuses expériences entreprises pour vérifier le
fait lui permirent de formuler la règle suivante : l'accroissement en longueur des os longs se fait par le cartilage de conjugaison. De 1861 à 1873, ces expériences
furent répétées par notre maître M. le professeur Ollier [1],
sur de jeunes animaux, tels que lapins, pigeons, poulets,
peu de jours après la naissance. Ses résultats furent iden-
tiques à ceux de Flourens, sauf sur les jeunes poulets.
Il en conclut à l'absence d'accroissement interstitiel dans
la substance osseuse, en faisant toutefois une restriction

[1] *Traité expérimental et clinique de la régénération des os*, t. I. Paris,
1867. — *Archives de Physiologie.* Janvier, 1873.

en faveur du tissu osseux des très jeunes animaux, des jeunes poulets en particulier. La théorie de l'accroissement des os par juxtaposition ne fut pas acceptée sans conteste, surtout en Allemagne. L'un des plus ardents défenseurs de la théorie de l'accroissement interstitiel dans ce pays fut, sans contredit, Julius Wolff[1]. Cette opinion, réfutée d'abord en France par M. Vulpian, en Allemagne par Lieberkühn et Maas, a été de nouveau combattue, ces dernières années, par Bidder[2], Wegner[3] et Helferich[4]. En somme, tout concourt jusqu'à ce jour à démontrer l'absence d'accroissement interstitiel de la substance osseuse chez l'homme.

Mais les os longs, formés par une diaphyse et deux épiphyses terminales, ne croissent pas également par chaque extrémité. C'est là un fait que M. Ollier[5] et, presque en même temps que lui, George Murray Humphry (de Cambridge)[6] ont mis en lumière. Ces deux grands expérimentateurs, à l'insu l'un de l'autre, arrivèrent aux mêmes conclusions, savoir : qu'au membre supérieur, pour les os de l'avant-bras et du bras, c'est l'extrémité éloignée du coude qui s'accroît le plus, tandis

---

[1] Zur Knochenwachsthumfrage *Archiv. für path. anatom. und phys.* T. LXI, p. 417.

[2] Expériences sur l'arrêt de développement en longueur des os longs sous l'influence de l'irritation et de la destruction du cartilage épiphysaire. *Archiv. für exp. Pathologie u. Pharmacologie*, 1873, 1er vol. 3ᵉ fasc. p. 248-262.

[3] Ueber das normale und pathologische Wachsthum der Röhrenknochen *Archiv. f. pathol. anat. und phys.*, t. LXI, p. 44.

[4] Zur Lehre vom Knochenwachstums durch Extirpation des Intermediärknorpels. *Arch. f. Anat. und phys.*, Heft II et III, p. 93, 1877.

[5] *Journal de Brown-Séquard*, 1861, et *Mémoires de la Société des sciences médicales de Lyon*, 1862 et 1863.

[6] Observations on the growth of the long bones. *Medico-chirurgical Transactions*, vol. XLIV.

qu'au membre inférieur, pour les os de la cuisse et de la
jambe, c'est l'extrémité éloignée du genou qui s'accroît
le moins. En faisant ses expériences sur l'accroissement
des os en général, Duhamel[1] avait remarqué que l'extrémité supérieure du tibia s'accroît un peu plus que l'inférieure. Hales[2] et Flourens[3] firent la même remarque,
sans rechercher si les autres os présentaient la même
particularité. M. Ollier trouva sur de jeunes lapins
qu'au membre supérieur l'accroissement est cinq fois
plus actif vers l'extrémité éloignée du coude que vers
celle qui contribue à former cette articulation, tandis
qu'au membre inférieur, les extrémités du genou ont
une activité double de celle des extrémités supérieure du
fémur et inférieure du tibia réunies. La proportion varie
suivant les divers animaux, mais il n'en reste pas moins
démontré que c'est toujours du côté du genou que se fait
le plus grand accroissement. C'est également du côté où
l'épiphyse se soude la dernière que l'accroissement est le
plus prononcé. Cependant nous devons à Bérard[4] une
loi qu'il formula en 1837 et que nous ne pouvons passer
sous silence : « Des deux extrémités d'un os long, c'est,
dit-il, celle vers laquelle se dirige le conduit nourricier
qui se soude la première avec le corps de l'os. » Mais
cette proposition ne peut s'appliquer à l'accroissement des
os en général; c'est une simple coïncidence chez l'homme
qui ne se retrouve pas chez les animaux. En 1852, avant
les expériences de M. Ollier, Broca[5] remarqua l'inégalité

1 *Histoire de l'Académie des sciences*, 1743.
2 *Statistical Essays.*
3 *Théorie expérimentale*, p. 20.
4 *Archives générales de médecine*, 1837.
5 *Bulletins de la Société anatomique*, 1852.

d'épaisseur de la couche chondroïde qui se trouve sur les limites de la diaphyse et du cartilage de conjugaison. Il se fonda sur ce fait pour admettre que l'activité de l'ossification est proportionnelle à l'épaisseur de cette couche. Pour vérifier ce fait expérimentalement, Broca eut l'idée de mesurer l'accroissement relatif des deux extrémités des os longs, par la situation du trou nourricier aux différents âges. Ces mensurations, appliquées aux divers os et combinées à l'examen direct de la couche chondroïde, ont donné des résultats concordant avec ceux fournis par l'expérimentation. Il y a quelques années, en Allemagne, Koelliker [1], à la suite de nouvelles expériences, arrivait aux mêmes conclusions que MM. Ollier et Broca, à savoir : 1° que, dans les os longs, la diaphyse s'accroît plus rapidement du côté où l'épiphyse se soude le plus tard ; 2° que l'énergie d'accroissement en longueur est en rapport avec l'épaisseur de la couche des cellules cartilagineuses prolifèrentes.

En dehors de ces données générales sur le développement des os en longueur, l'expérimentation nous en a fourni d'autres, relativement à l'influence de l'irritation et de l'ablation des diverses parties d'un os sur son accroissement. C'est encore aux expériences de M. Ollier [2] et des Allemands que nous empruntons les faits qui vont suivre. Si l'on irrite la moelle ou le périoste d'un os long, cette irritation se propage au cartilage de conjugaison et active la prolifération de ses éléments, d'où

---

[1] Accroissement des os en longueur. *Verhandlungen der physical-medizin gesellschaft zu Würzburg*, 1873, n° 1, p. 34.

[2] *Traité de la régénération des os.* — Des moyens d'augmenter la longueur des os et d'arrêter leur accroissement; applications des données expérimentales à la chirurgie. *Comptes rendus de l'Académie des sciences*, 17 mars 1873.

résulte un accroissement en longueur. Naturellement celui-ci varie suivant l'activité de la croissance au moment de l'expérience, et selon le temps qu'elle a duré. C'est par ce mécanisme que s'explique la différence observée dans les dimensions des os longs dont la diaphyse est le siège d'ostéite. Lorsque l'irritation porte sur une portion de membre dont les deux os sont solidement liés ensemble, comme à la jambe et à l'avant-bras, deux cas peuvent se produire : ou bien l'irritation se propage de l'un à l'autre et les deux os s'allongent également, ou bien elle reste limitée à l'un des deux, et alors l'autre se luxe sur le premier. Lorsqu'elle porte directement sur le cartilage de conjugaison, elle amène un arrêt dans son accroissement en longueur. Si l'on excise les deux cartilages de conjugaison d'un os long, sa croissance se trouve par le fait complètement arrêtée. Le terme physiologique de l'accroissement en longueur d'un os long est donc l'ossification de ses cartilages épiphysaires ; son terme pathologique, l'excision ou la destruction de ces mêmes cartilages.

Puisque le développement en longueur des os longs se fait par le cartilage de conjugaison, nous croyons utile de dire un mot du mécanisme qui préside à cette formation. Les phénomènes qui se passent dans ce cas ne diffèrent en aucune façon de ceux que l'on peut observer dans toutes les pièces cartilagineuses qui s'ossifient; ils sont sous la dépendance de la prolifération cellulaire et de l'invasion des vaisseaux. Si nous faisons une coupe perpendiculaire à la surface du cartilage épiphysaire, et par conséquent, parallèle au grand axe de l'os, nous voyons s'opérer sous nos yeux la transformation

graduelle de ce cartilage en tissu osseux. La région cen-
trale ne présente rien de particulier, sa structure est
celle de tout cartilage normal, et ses cellules n'offrent
d'augmentation ni en nombre ni en volume ; mais sur les
parties latérales, on voit les cellules s'ordonner en ran-
gées linéaires ou pour mieux dire en *groupes isogéniques
axiaux*, qui deviennent de plus en plus nets à mesure
qu'on s'approche des bords de la coupe du cartilage. Ces
groupes isogéniques, on le sait, sont dus à la prolifération des cellules au sein de leurs capsules, qui, s'élar-
gissant sans cesse, finissent par arriver en contact et par
s'ouvrir les unes dans les autres, en formant ainsi des
boyaux à bords festonnés à l'intérieur desquels sub-
sistent les cellules. Pendant ce temps, la calcification a
envahi le tissu hyalin intermédiaire, et tout est prêt pour
l'ossification. Celle-ci se produit quand les vaisseaux de
la moelle osseuse pénètrent dans les boyaux capsulaires,
et deviennent chacun le centre d'un système de Havers
dont les lamelles sont fournies par le dépôt successif
des ostéoblastes sur les bords de la travée directrice. Ce
processus se montre à la fois sur les deux faces du cartilage intermédiaire, qui est envahi par les vaisseaux
venant de l'épiphyse et de la diaphyse ; cette lamelle cartilagineuse ne tarderait donc pas à disparaître sous l'influence de cette érosion continuelle, si les éléments cellu-
laires qui occupent les régions moyennes ne proliféraient
à mesure que ceux des bords disparaissent, et ne mainte-
naient son épaisseur absolument la même. Il est facile
de comprendre comment cette formation incessante de
nouvelles couches cartilagineuses, se transformant quelque temps après en tissu osseux, suffit à produire l'allon-

gement de l'os. Tant que ce processus néoformatif existe, l'os s'accroît; mais dès que, pour une cause quelconque, il se ralentit, l'ossification envahit la lamelle intermédiaire et la croissance s'arrête. C'est ce qui arrive normalement chez l'adulte à un certain âge. De même, si ce cartilage devient le siège d'une irritation indirecte, la-prolifération cellulaire reçoit comme un coup de fouet et l'accroissement se fait d'une façon plus rapide qu'à l'état normal.

C'est ainsi que s'accroissent tous les os longs du squelette. Parmi les os courts, le calcanéum et le corps des vertèbres sont les seuls pourvus de cartilages épiphysaires; c'est par l'extension des points d'ossification que s'opère le développement de tous les autres. Comme celui-ci ne contribue que pour une très faible part à la croissance générale, nous n'entrerons pas dans la description de son mécanisme. Ceci dit, faisons remarquer que les parties molles s'adaptent exactement au système osseux. Elles le suivent dans son accroissement et se moulent pour ainsi dire sur lui pour donner au corps des contours plus ou moins harmonieux.

Au point de vue des régions, on constate facilement que la croissance ne se produit pas partout avec la même intensité. Elle varie dans chacune d'elles avec l'âge du sujet; ainsi les parties les plus développées au moment de la naissance sont celles qui, dans la suite, prendront le moins de développement. Sömmering [1] dit que la tête, au moment de son apparition, se développe avec tant de rapidité, qu'elle surpasse en volume le reste du corps; plus

[1] *Icones embryonum humanorum*, p. 3.

tard, elle ne ferait plus que l'égaler, et ultérieurement
le corps l'emporterait sur elle. D'après Haller[1], la tête
d'un enfant, à la naissance, forme la moitié de la hauteur du corps ; à l'âge de deux ans, la cinquième partie ;
à quatre ans, la sixième, et, à l'âge adulte, la septième.
La tête, chez le nouveau-né, selon Béclard, représente
près du quart de la hauteur totale ; à trois ans, elle n'en
forme plus que le cinquième, et le huitième au moment
où le corps a atteint son complet développement. On
trouve dans l'article de Bérard[2] que, pendant la vie intra-utérine, le tronc croît beaucoup plus rapidement que
les membres, et les bras plus vite que les jambes ; après
la naissance, le développement des membres abdominaux
l'emporte sur celui des membres thoraciques. Sue[3] a publié dans les *Mémoires des savants étrangers* des tableaux
exprimant les rapports du tronc et des membres à divers
âges. Voici, en résumé, les résultats auxquels il est
arrivé : sur un fœtus à terme, la longueur du tronc étant de
10 pouces, celle des membres inférieurs et supérieurs
était de 8 pouces. Le tronc d'un enfant de trois ans avait
19 pouces, les membres supérieurs 14, et les membres
inférieurs 14, plus quelques lignes. Le tronc d'un enfant de dix ans avait 2 pieds, les membres thoraciques
19 pouces, les membres abdominaux 20 pouces 6 lignes.
Le tronc d'un individu de vingt ans avait 2 pieds
8 pouces, ses membres supérieurs 2 pieds 6 pouces, ses
membres inférieurs 2 pieds 8 pouces.

On a voulu aller plus loin encore en démontrant que

[1] *Physiologie*, t. II, pars. II, p. 27.
[2] Art. croissance, *in Dictionnaire de médecine* en 30 vol. 1835.
[3] *Mémoires des savants étrangers*, t. II, p. 572.

l'accroissement ne se fait pas d'une façon parfaitement
égale dans les diverses fractions d'un même membre.
D'après Haller [1], vers le milieu du deuxième mois de la
vie intra-utérine, la clavicule est quatre fois plus longue
que l'humérus ; chez l'adulte, elle n'offre plus que la moitié de la longueur de cet os. Tenon, Joerg, Richard (de
Nancy), Venzel et Liharzik ont trouvé des résultats à
peu près conformes à ceux de Sue. De nouvelles recherches sur ce sujet ont été entreprises en Belgique par
Quetelet [2], en Angleterre par Charles Roberts [3]; nous y
reviendrons dans le deuxième paragraphe de ce chapitre.
D'une manière générale, on peut dire que le membre·in-
férieur se développe plus rapidement que le supérieur ;
celui-ci ne prend que quatre fois sa longueur primitive,
tandis que le premier la prend six fois, et cette différence
est due presque entièrement à la cuisse.

Ces développements partiels sont soumis à l'action d'une
multitude de forces. Leur ensemble constitue la croissance générale. L'intensité de celle-ci varie selon les
tissus, selon les régions, comme nous venons de le voir,
selon les âges, selon les milieux, selon les races. D'après
Quetelet [4], la croissance la plus rapide a lieu immédiatement après la naissance, puis elle diminue insensible-
ment jusque vers l'âge de quatre ou cinq ans ; à ce moment, elle s'opère avec une grande régularité jusque vers

[1] *Loc. cit.*, p. 26.
[2] Recherches sur la loi de croissance de l'homme. T. VII, *Mémoires de
l'Académie royale des sciences et belles-lettres de Bruxelles*, 1831. —
Physique sociale ou essai sur le développement des facultés de l'homme,
t. II, 1869.
[3] The physical development and the proportions of the human body. *Saint
George's hospital reports*, vol. VIII. 1874-76.
[4] *Anthropométrie*, Bruxelles, 1873.

l'âge de seize ans, sa moyenne annuelle est de 0^m,056.
M. Gombault[1] fait remarquer qu'il est impossible d'admettre des lois invariables en vertu desquelles se fait l'accroissement du corps humain. On a néanmoins essayé d'en établir quelques-unes, dont voici la plus générale: l'augmentation du corps intra et extra-utérine est d'autant plus rapide que l'individu est plus jeune et que chaque nouvelle année ajoute moins à la stature de l'homme que celle qui l'a précédée. Cette opinion, émise par P. Bérard[2], est partagée par Robin et Littré[3].

Il n'est pas contestable que les milieux exercent une influence sur l'intensité de la croissance. Celle-ci est fort différente chez les enfants pauvres et les enfants riches, ainsi qu'il résulte des recherches de Pagliani[4]; quand les premiers passent dans la catégorie des seconds, c'est seulement sur le poids dans la première année, sur les muscles et le thorax dans la seconde année, et sur la taille dans la troisième année que l'égalité s'établit. Il en est de même de l'influence des races; c'est un fait d'observation que, parmi les plus inférieures, quelques-unes conservent quelque chose des proportions fœtales. D'ailleurs, d'après les travaux de Pagliani, les facteurs les plus puissants de la croissance sont les influences ethniques et celles du sexe. Nous développerons plus amplement ces quelques considérations dans le paragraphe suivant.

[1] Art. Croissance, *in Dictionnaire de médecine et de chirurgie pratique*, 1869.
[2] *Loc. cit.*
[3] *Dictionnaire de médecine*, art. Croissance.
[4] *Sopra alcuni fattori dello sviluppo umano*. Turin, 1876.

II

LOIS DÉMOGRAPHIQUES DE LA CROISSANCE

Il semble se rattacher peu d'intérêt à l'étude du développement physique de l'homme aux différents âges ; aussi ce sujet a-t-il été fort délaissé d'une manière générale. L'état actuel de la science, en ce qui le concerne, est tel qu'on manque souvent des données suffisantes pour résoudre un grand nombre de questions intéressantes, surtout en médecine légale et en pathologie infantile. Comme on le verra par la suite de notre travail, en France, il n'a été fait aucune étude sérieuse sur la croissance aux différents âges. Nous avons été obligé, pour nous éclairer dans nos recherches, d'avoir recours aux tableaux de Quetelet. Malheureusement ce savant ne nous fournit que des chiffres très approximatifs ; ses mensurations portant toutes sur des Belges, nous ne nous trouvons pas placé dans les mêmes conditions.

Avant Buffon [1], on ne s'était pas occupé de déterminer les degrés de croissance que prend l'homme depuis sa naissance jusqu'à l'âge adulte. Encore ce célèbre naturaliste ne cite-t-il qu'un seul exemple. Ses mesures ont été prises sur le fils de M. Guéneau (de Montbéliard), « jeune homme de la plus belle venue. » Les règles qu'il en a tirées sont les suivantes : jusqu'à l'âge de cinq ans, la somme moyenne de l'accroissement pendant l'hiver est égale à la somme de l'accroissement pendant l'été; depuis

---

[1] *Œuvres complètes*, annotées par Flourens, t. I.

l'âge de cinq ans jusqu'à celui de dix, la somme moyenne des accroissements pendant l'été dépasse de trois pouces celle de l'hiver ; dans les années suivantes, l'accroissement pendant l'hiver diffère moins de celui de l'été. Il conclut de cette observation, que l'accroissement du corps est bien plus prompt en été qu'en hiver, et que la chaleur qui agit généralement sur le développement de tous les êtres organisés, influe considérablement sur l'accroissement du corps humain. Comme on le voit, il n'a point examiné les modifications que l'âge apporte à la taille. Depuis cet auteur, les seules recherches un peu précises que possède la science ont rapport à la taille de l'enfant avant sa naissance et à celle de l'homme développé.

En 1770, sir Joshua Reynolds [1], se plaçant au point de vue de la statuaire, avait imaginé un modèle type auquel devait se rapporter la mensuration de tous les corps. Quetelet n'a fait que donner une forme scientifique à ces conceptions artistiques. Plus tard, le professeur Carus (de Dresde) trouvait que la colonne vertébrale de l'enfant, à la fin de la vie fœtale, était le tiers de la même longueur vertébrale chez l'adulte à la fin de la période de croissance. Il la mesurait de l'apophyse épineuse de l'atlas à l'apophyse épineuse de la dernière lombaire, et la considérait comme une unité pour mesurer les différentes parties du corps humain. Se basant sur ces données, il avait également construit une statue devant servir de modèle aux artistes. Mais ces auteurs n'avaient en vue que le côté artistique. Pour avoir des notions vraiment étendues sur les lois de la croissance, il faut arriver aux

[1] Cité par Charles Roberts.
[2] Id.

travaux de Quetelet qui, pendant quarante ans (1831-71), s'occupa de cette question en Belgique.

Sömmering[1] est, croyons-nous, le premier qui ait cherché à déterminer le mode suivant lequel se fait la croissance du fœtus pendant la gestation. Son exemple fut suivi plus tard par Chaussier, à qui l'on doit le mécomètre. Cet auteur pensait qu'on peut regarder comme régulier l'accroissement en longueur que prend le fœtus depuis six mois avant la naissance, et il le faisait égal à $0^m,054$ par mois. Dans ces dernières années, l'attention des accoucheurs a été attirée sur ce point, et un grand nombre d'entre eux ont publié les résultats de leurs mensurations. Nous trouvons dans l'article de M. Pinard[2] plusieurs tableaux extraits des ouvrages de Jacquemier, Joulin, Cazeaux, Schrœder, Nœgelé et Grenser, Bailly, Briand et Chaudé. Celui de Carl Schrœder, emprunté à Hecker, paraissant le plus exact, nous le reproduirons ici, en faisant toutefois remarquer que, pour l'auteur allemand, la durée de la grossesse est évaluée à deux cent quatre vingts jours, divisés en dix périodes ou mois de vingt-huit jours, et que les dimensions données sont du commencement du mois.

TABLEAU DE LA CROISSANCE DU FŒTUS
D'APRÈS HECKER, REPRODUIT PAR SCHRŒDER.
MOIS DE VINGT-HUIT JOURS

3e.	7 à	9
4e.	10	17
5e.	18	27
6e.	28	34
7e.	35	38
8e.	39	41
9e.	42	44
10e.	46	

[1] Loc. cit.
[2] Art. Fœtus, in Dict. encyclopédique des sciences médicales.

Il résulte de ces différents tableaux, que la croissance est surtout accentuée pendant les six premiers mois, et se ralentit dans les trois derniers. Quelles sont les conditions spéciales susceptibles de favoriser ou d'entraver cette croissance? Bien que nous n'ayons sur ce sujet que des données très imparfaites, on peut, dès aujourd'hui, faire jouer un rôle incontestable à la durée de la grossesse, à la constitution de la mère et à sa manière de vivre. M. Pinard nous apprend, en outre, que plusieurs auteurs, parmi lesquels Hecker, Matthews Duncan, Wernich, ont cherché s'il n'existait pas d'autres causes capables d'influencer l'accroissement en longueur du' fœtus. De leurs travaux, résumés dans le mémoire de Wernich, il résulterait : 1° que la longueur des enfants nouveau-nés augmente avec l'âge de la mère jusqu'à quarante-quatre ans (Duncan) ; 2° que tout produit d'une grossesse répétée dépasse en poids et en longueur les précédents (Hecker) ; 3° que l'âge aussi bien que le nombre des accouchements influe sur l'accroissement de poids et de longueur, et que chaque facteur agit suivant une progression.

Ainsi qu'il est facile de s'en convaincre par l'examen des nombreux tableaux mentionnés ci-dessus, la longueur du fœtus présente de nombreuses variations. Sa taille moyenne oscille entre $0^m,48$ et $0^m,51$. La différence entre les deux sexes est peu appréciable. D'après Charles Roberts, celle-ci est insensible entre les différents sujets, entre un Chinois et un Européen. Ce n'est que dans la suite que la question de milieu fait sentir son influence et que les différences apparaissent ; « *as if nature, acting alone, was loth to deviate from its type,*

*and as if the greatness of the variations arose chiefly
from the modifying influences of man* [1]. » Cette opinion
ne paraît pas concorder avec les faits publiés par
M. Hamy [2]. Cet auteur a mesuré sept fœtus nègres, de
quatre à neuf mois, et il a constaté qu'ils sont constamment plus petits que les fœtus du même âge de race
blanche. Les observations sont encore peu nombreuses,
mais nous pensons que la constance des résultats doit
inviter à continuer ces intéressantes recherches pour
se rendre compte de l'influence ethnique sur le développement en longueur du fœtus.

Ce que Sömmering, Chaussier, etc., ont fait pour l'enfant avant sa naissance, Quetelet, en Belgique, a tenté de
le faire pour le temps qui s'écoule de cette époque au développement complet. D'autres auteurs, Pagliani en Italie, Cowel et Charles Roberts en Angleterre, Bowditch
en Amérique, ont également fait des recherches dans ce
sens, mais leurs mensurations portent sur un nombre
de sujets plus restreint et spécialement sur l'époque voi-
sine de la puberté. Quetelet [3] a vérifié sur ses propres
enfants les mesures prises par Buffon, et en a conclu que
l'accroissement, d'abord rapide jusqu'à la troisième année,
diminue ensuite d'intensité jusque vers quatorze ou
quinze ans, puis redevient très actif pendant un an ou
deux. C'est donc aux approches de la puberté qu'a lieu la
plus grande croissance. Cette opinion, conforme à celle
de Buffon, a été encore confirmée par Pagliani, Bowditch

[1] Charles Roberts, *loc. cit.*, p. 16 : « Comme si la nature, agissant seule,
avait horreur de s'éloigner de son type, et comme si les variations qu'il
subit, dépendaient presque exclusivement du milieu qui modifie l'homme. »
[2] Hamy, Société de biologie, février, *Gazette médicale de Paris*, avril 1880.
[3] *Anthropométrie.*

et d'autres auteurs. Loin de s'arrêter à ces premières mensurations, Quetelet a fait un nombre considérable de recherches qui lui ont permis de dresser un grand nombre de tableaux, dont nous reproduisons ici le plus important.

TABLEAU DE QUETELET SUR LA CROISSANCE ANNUELLE
EN BELGIQUE [1]

AGES	GARÇONS	FILLES
Naissance.	0,500	0,490
1 an.	0,698	0,686
2 ans.	0,796	0,780
3 ans.	0,867	0,853
4 ans.	0,930	0,913
5 ans.	0,986	0,978
6 ans.	1,045	1,035
7 ans.	1,102	1,091
8 ans.	1,160	1,154
9 ans.	1,221	1,205
10 ans.	1,280	1,256
11 ans.	1,334	1,286
12 ans.	1,384	1,340
13 ans.	1,431	1,417
14 ans.	1,489	1,475
15 ans.	1,549	1,496
16 ans.	1,600	1,518
17 ans.	1,640	1,553
18 ans.	1,655	1,564
19 ans.	1,665	1,570
20 ans.	1,672	1,574
Croissance terminée	1,684	1,579

De l'examen de cette table l'auteur conclut [2] :

« 1° La croissance la plus rapide a lieu immédiatement après la naissance ; l'enfant, dans l'espace d'un an, croît d'environ deux décimètres ;

[1] Ad. Quetelet, *Recherches sur la loi de croissance de l'homme.* — T. VII, *Mémoires de l'Académie des sciences et belles-lettres de Bruxelles,* 1831.
[2] *Physique sociale ou essai sur le développement des facultés de l'homme,* p. 27, t. II, 1869.

« 2° La croissance de l'enfant diminue à mesure que son âge augmente, jusque vers l'âge de quatre à cinq ans, époque à laquelle il atteint le maximum de la vie probable : ainsi, pendant la deuxième année qui suit sa naissance, l'accroissement n'est que la moitié de ce qu'il était la première, et pendant la troisième année, le tiers environ ;

« 3° A partir de quatre à cinq ans, l'accroissement de taille devient à peu près exactement régulier jusque vers seize ans, c'est-à-dire jusqu'après l'âge de puberté, et cet accroissement annuel est d'environ $0^m,056$.

« 4° Après l'âge de puberté, la taille continue encore à croître, mais faiblement ; de seize à dix-sept ans, elle croît de $0^m,04$; dans les deux années qui suivent, elle croît de $0^m,02$ 1/2 seulement ;

« 5° La croissance totale de l'homme ne paraît pas même entièrement terminée à vingt-cinq ans. »

Il prétend en outre que, vers l'âge de seize à dix-sept ans, la croissance des filles est déjà relativement presque aussi avancée que celle des garçons vers dix-huit à dix-neuf ans. De plus, la croissance annuelle pour les filles est d'environ $0^m,052$ entre cinq et quinze ans, tandis que celle des garçons est d'environ $0^m,056$. Jusqu'à l'âge de puberté, elle est donc moins rapide chez la femme que chez l'homme. Il est bien évident que ces conclusions ne peuvent pas être appliquées d'une manière générale. Outre les différences individuelles qui, là plus que partout ailleurs, se font sentir, il y a lieu de tenir compte d'un grand nombre de conditions spéciales. Aussi est-il regrettable que les tableaux de Quetelet n'aient pas été contrôlés par les travaux sérieux d'autres savants.

Celui dont les recherches se rapprochent le plus de

celles de Quetelet est, sans contredit, Pagliani[1]. Mais ses résultats, bien que concordant pour la plupart avec ceux de l'auteur belge, présentent des différences assez sensibles sur les points fondamentaux. Des travaux analogues ont été tentés en Angleterre par Cowel[2] et, sur une moins vaste échelle, par Charles Roberts. En 1872, la Société de médecine de Boston entendit une première communication du docteur Bowditch[3] sur ce sujet. L'auteur y tirait les conclusions suivantes :

1° La croissance des enfants est surtout rapide dans les premières années de la vie ;

2° Jusqu'à douze ans, les garçons sont de 1 à 2 pouces plus grands que les filles en moyenne ;

3° Vers douze ans et demi, les filles commencent à grandir plus vite que les garçons, et, vers la quatorzième année, les dépassent de 1 pouce environ ;

4° A quatorze ans et demi, les garçons, à leur tour, deviennent plus grands, les filles ayant, vers cette époque, presque atteint leur taille définitive, tandis que les jeunes gens continuent à croître rapidement jusqu'à la dix-neuvième année de leur âge.

Les tableaux statistiques et les courbes graphiques publiés par Quetelet n'étant pas conformes à ces conclusions, la Société de médecine de Boston fit faire de vastes expériences dans toutes les écoles de la ville et de l'arrondissement. Ce sont les résultats de cette enquête officielle qui sont consignés dans le nouveau mémoire du

---

[1] *I Fattori della statura umana,* Rome, 1877.

[2] *Factory reports,* 1er vol.

[3] Comparative rate of growth in the two sexes. *The Boston Med. and surg. Journ.,* décembre 1872.

docteur Bowditch[1], publié en 1877. De toutes ces statistiques, il ressort que la croissance des enfants se poursuit de telle sorte que, jusqu'à l'âge de onze ou douze ans, les garçons sont à la fois plus grands et plus lourds que les filles. A cette période de la vie, les filles grandissent très vite et dépassent les garçons en poids et en grandeur; elles leur deviennent inférieures à leur tour, passé quatorze ou quinze ans. Cette loi est générale, quelles que soient la race et la situation sociale. L'auteur fait remarquer que ces conclusions générales ne sauraient être regardées que comme des données provisoires, beaucoup de causes qui ont une influence manifeste sur la croissance n'ayant pas été appréciées.

Aucun des savants que nous venons de citer n'a constaté, comme Quetelet, la régularité décroissante avec l'âge de la croissance. On trouve, au contraire, dans leurs tableaux les plus grands écarts entre deux années consécutives. M. Dally, se demandant quelle peut être la cause de cette dissidence, dit que nous avons trop peu de renseignements sur les procédés de mensuration, sur le nombre, sur la condition des sujets mesurés, pour pouvoir la rechercher. Il exprime, en outre, la crainte que la croissance, d'après Quetelet, soit bien plutôt une croissance idéale qu'une véritable croissance moyenne. Pour se rendre compte par lui-même de la justesse de ces diverses tables, cet auteur a fait relever la taille de deux cent trente-huit élèves de l'école communale de Neuilly et de cent trente-six élèves de l'école des Deux-Boules, à

---

[1] The growth of children. *Annual Report of the state board of health of Massachussets*. Boston, 1877.

Paris, tous âgés de six à treize ans. Les résultats auxquels il est arrivé pour cette période sont les suivants :

ANS	7 ANS	8 ANS	9 ANS	10 ANS	11 ANS	12 ANS	13 ANS
1.037	7.1	6	10	4 2	2.8	6.6	8.9

Peut-on déduire de là des lois concernant la croissance de la population parisienne ? Assurément non. Les mensurations portent sur un nombre de sujets trop limité et sur une catégorie trop spéciale, ces écoles n'étant pas fréquentées par les enfants de la classe aisée.

Après cet exposé succinct des recherches entreprises pour établir les lois de la croissance, il est facile de se convaincre de l'étendue du programme que pourront à peine combler, comme le dit le docteur Bowditch, les statistiques les plus variées dressées sur tous les points du globe.

Quelles sont les conditions qui influent sur la marche de la croissance ? Tous les auteurs sont unanimes à reconnaître que le sexe, l'époque de la puberté, le milieu, l'alimentation, etc., impriment une allure spéciale au développement du corps en hauteur. De toutes les statistiques il ressort que la grande activité de la croissance est plus précoce chez les filles que chez les garçons et qu'elle atteint son maximum à peu près partout entre onze et quatorze ans. Pagliani et Bowditch reconnaissent la coïncidence de la rapidité plus grande de la croissance avec la puberté. Mais tandis que Pagliani trouve cet accroissement maximum dans les années qui précèdent ou qui amènent la puberté, Bowditch ne voit dans cet état que le résultat de la cessation de l'accroissement intense surtout chez les femmes. Comme le fait remarquer M. Dally, « cette opinion s'accorde avec les vues de Carpenter et de Herbert Spencer, qui veulent que l'accroissement et la reproduction soient deux actes antagonistes, ce qui conduirait à rechercher si la précocité du développement sexuel n'est pas une cause de petitesse de la taille et, réciproquement, si les hautes tailles ne coïncident pas avec une aptitude reproductrice tardive. » Pour Charles Roberts, il est probable que c'est au plus ou moins grand développement qui survient au moment de la puberté que l'on doit attribuer la différence finale de la taille. Aussi accorde-t-il une grande valeur aux influences qui hâtent ou retardent la puberté. Celle-ci, chez les garçons, arrive plus tard; elle est moins régulière et moins brusque : la transition entre l'enfance et la virilité comprend une période de trois ou quatre ans, et est accompagnée d'un accroissement physique progressif. Les jeunes filles, au contraire, deviennent femmes en quelques mois, et avec l'établissement complet de la puberté, leur développement en hauteur se ralentit et cesse même complètement. Charles Roberts a trouvé que la puberté a été plus tardive chez les grandes que chez les petites femmes. Il prétend que l'arrivée de la puberté, plus tardive chez les gens du Nord que dans les races du Midi, peut, en partie, rendre compte de la différence de stature qu'ils présentent. La même cause peut expliquer aussi pourquoi des enfants maladifs deviennent souvent très grands et pourquoi aussi les populations des villes sont plus petites que celles des campagnes. Pour lui, chez les garçons, la poussée prépubertique *(pre-pubertic)* commence à douze ans et demi ou treize ans dans les classes aisées ; tandis que dans les classes pauvres, elle se montre un an ou un an et demi après. Ces vues de l'auteur anglais nous ont paru originales, c'est pourquoi nous les mentionnons ici.

Pour ce qui concerne l'alimentation, il est reconnu que chez les individus mal nourris, la croissance est beaucoup plus lente et se prolonge quelquefois très tard. Le contraire se produit pour ceux qui se trouvent dans de bonnes conditions alimentaires. Personne n'ignore l'histoire de Macgrath, sur lequel expérimenta l'évêque de Cloyne, Barklay. Soumis à une nourriture composée probablement, dit Watkinson, de substances molles et mucilagineuses, il atteignit, à l'âge de sept ans, la hauteur de sept pieds anglais, et à vingt ans, époque de sa mort, sa taille était gigantesque. Comme nous le disions précédemment, Pagliani a étudié l'influence d'un changement de vie, c'est-à-dire du passage de la misère à une aisance relative, et a dressé des tables intéressantes qui font ressortir davantage la marche qu'impriment à la croissance ces genres de vie si différents.

M. J. W. Cowel [1] a fait différentes observations à Manchester, à Stockfort, relatives à l'influence du travail pénible des fabriques sur le développement de la taille des enfants. Jusqu'à l'âge de puberté, la hauteur ne diffère pas essentiellement pour les enfants des classes inférieures de la société, qu'ils travaillent ou non dans les fabriques. Après cette période, il y a une différence assez sensible. « Tiendrait-elle, dit Quetelet [2], à ce que la croissance après la puberté se trouve diminuée dans les fabriques ou seulement retardée ? »

[1] Cowel, *Factory reports*, t I
[2] *Physique sociale*, t. II.

La position couchée est éminemment favorable au développement du corps en longueur, tandis que les travaux pénibles, les marches forcées paraissent l'entraver. Nous reviendrons sur cette question, en examinant, dans notre deuxième chapitre, l'influence des maladies aiguës.

Il est assez difficile de se prononcer relativement aux climats et aux races. Nos connaissances sur ce point sont encore trop imparfaites. Les documents recueillis en différents pays nous montrent cependant que la croissance se prolonge en Angleterre au point d'atteindre, de dix-sept à dix-huit ans, hors des centres industriels, une moyenne de $0^m,14$ (Cowel), tandis qu'au même âge, la moyenne ne serait que de 3,6 à Bruxelles (Quetelet), de 4 dans les Flandres, de 3,2 en Saxe (Zeising), de 2,9 en Italie, etc.

En résumé, nous pouvons dire avec M. Dally que toutes ces circonstances de milieu, d'alimentation, etc., peuvent modifier la marche de la croissance avec d'autant plus d'intensité que les individus sont plus éloignés de leur développement final.

En dehors de ces influences, on voit quelquefois, sans cause connue, certains individus grandir avec une rapidité telle qu'on peut à juste titre les considérer comme des phénomènes. Témoin le cas cité par Bérard d'un enfant de dix-huit mois, dont la stature égalait presque celle d'un adulte. Le professeur d'Outrepont (de Würtzbourg)[1] a relaté l'observation d'une fille Barbe Eckofert qui, au moment de sa naissance, avait 23 pouces de long et pesait 2 livres de plus qu'un enfant ordinaire. A neuf mois, elle

____
[1] D'Outrepont, *Archives générales de médecine*, 1827, p. 278.

3

avait 32 pouces; à la fin de sa neuvième année, 4 pieds.
A cette époque, les mamelles étaient aussi volumineuses
que chez toute personne adulte et une symétrie parfaite
régnait entre toutes les parties. Elle mourut, dans le
deuxième mois de sa douzième année, d'une fièvre
miliaire. Elle avait à ce moment 4 pieds 8 pouces.
Les œuvres de Pline et de Buffon renferment nombre
d'exemples de ces accroissements extraordinaires.

Après avoir envisagé la croissance en général, nous ne
saurions être complet si nous ne revenions sur le développement des diverses parties du corps. C'est encore à
Quetelet que nous aurons recours pour la détermination
de ces mesures. D'après lui, la tête est d'abord la moitié
de ce qu'elle sera après le complet développement de
l'individu. De $0^m,111$, elle passe, après la première année,
à $0^m,154$. A cinq ans, sa taille est de $0^m,192$; à dix ans, de
$0^m,205$; à quinze ans, de 0^m215; à vingt ans, de $0^m,227$;
à trente ans, de $0^m,228$. La tète se développe plus en
hauteur que transversalement; toutes les mesures verti-
cales se doublent à peu près et c'est surtout par les parties
inférieures que cet accroissement s'opère. Les mesures
transversales ne croissent guère que dans la proportion
de 2 à 3.

Le cou, dont la hauteur est de $0^m,028$ à $0^m,029$, à l'é-
poque de la naissance, se dégage à six ou sept ans, et
commence à prendre un accroissement sensible; après
l'adolescence, sa hauteur est de $0^m,05$. L'accroissement
du menton aux clavicules est de 2.07 pour les hommes,
et de 1.79 pour les femmes, par rapport à l'unité initiale.

Le tronc triple sa hauteur primitive; il se développe

plus rapidement chez les hommes que chez les femmes. Le diamètre transverse du thorax augmente dans les mêmes proportions que le menton ; le diamètre antéro-postérieur ne s'augmente que de 1 à 2.36.

La longueur du membre supérieur, moins la main, se trouve doublée entre quatre et cinq ans, triplée entre treize et quatorze ans, et quadruplée au moment du complet développement. D'un autre côté, la main n'est que doublée entre cinq et sept ans ; sa longueur est triplée à l'âge adulte. Des os du membre supérieur, c'est le cubitus et le radius qui croissent avec le plus d'intensité, le rapport à l'unité native est de 1 à 4.26. Au moment de la naissance, la longueur des bras étendus horizontalement est un peu moindre que la taille ; cette différence, qui est d'environ 1/100ᵉ devient nulle entre trois et cinq ans, et se trouve être de 1/100ᵉ en plus vers l'époque de l'adolescence. Chez l'homme, la différence absolue est de 0ᵐ,06 à 0ᵐ,07 ; chez la femme, elle est seulement de 2 à 2.5, ce qui tient au développement des épaules et du thorax.

Le membre inférieur est doublé, dans les deux sexes, avant la troisième année, triplé à sept ans, quadruplé à douze ans et quintuplé à vingt ans. C'est la cuisse qui, de tous les segments de membres, s'accroît le plus ; elle acquiert sept fois sa longueur primitive. La jambe ne s'accroît que de 0ᵐ,087 à 0ᵐ,390, nombre dont le rapport est de 1 à 4.8. Le rapport de la croissance totale du pied avec la longueur initiale est de 1 à 3.52.

D'après Quetelet, l'excès de taille se ferait plutôt aux dépens des parties inférieures qu'aux dépens des parties supérieures, et c'est aussi par les cuisses et les jambes que

pèchent les gens de petite taille. Les membres inférieurs
sont relativement plus courts dans le sexe féminin.
La ligne qui divise la hauteur verticale en deux parties
égales passe chez l'homme un peu au-dessus du pubis,
tandis que chez la femme elle passe un peu au-dessous.

La plupart des chiffres fournis par le savant belge
sur la croissance partielle ont été vérifiés par Charles
Roberts. Cet auteur a observé que les extrémités inférieures se développent plus rapidement et relativement
plus que les autres parties du corps. Ainsi de la naissance
à la maturité, tandis que la tête et le cou doublent leur
longueur, que le tronc s'augmente des deux tiers, les
membres inférieurs ont, chez l'adulte, cinq fois la longueur qu'ils avaient chez l'enfant nouveau-né. Les
membres supérieurs se développent moins rapidement et
les bras de l'adulte n'ont que quatre fois la longueur
qu'ils ont chez l'enfant. La cuisse, la jambe et le pied
n'augmentent pas dans la même proportion. La longueur
de la cuisse, mesurée du trochanter à la rotule, est de
3 pouces 15 chez le nouveau-né et de 15 pouces 15 chez
l'adulte. La proportion est donc de 1 à 5 ; c'est l'accrois-
ment le plus marqué qui se trouve dans le corps humain.
La longueur de la jambe, mesurée de la rotule à la
malléole interne, est de 3 pouces 42 à la naissance, et
chez l'adulte de 15 pouces 35 ; ce qui donne un rapport de
1 à 4 1/2. La longueur du pied, qui est d'environ 1 pouce
à la naissance, est de 3 pouces 1/4 chez l'adulte, proportion de 1 à 3. On voit par ces quelques chiffres que les
proportions données par l'auteur anglais ne s'éloignent
pas beaucoup de celles de Quetelet. Néanmoins la concor-
dance n'étant pas parfaite, il serait nécessaire que d'autres

observateurs entreprissent des recherches nouvelles, le physiologiste et le médecin n'auraient qu'à en bénéficier.

Avant de terminer, citons encore pour mémoire le travail de Liharzik [1] sur les lois de la croissance. Dans cet ouvrage, l'auteur divise le corps en six dimensions égales à la longueur du vertex au menton, et cherche à établir que ces six dimensions étant connues, ainsi que la longueur de la clavicule, on connaît tous les détails des proportions humaines; « mais, dit M. Dally, il commet une singulière erreur en supposant que les proportions restent toujours les mêmes. »

En résumé, la croissance, comme nous l'entendons, n'est que l'ensemble de tous ces développements partiels. La taille finale est le résultat de cette croissance parvenue à son terme. Il importe donc de ne pas confondre ces deux expressions qui ont une signification si distincte. Dans la généralité des cas, la taille finale est obtenue entre vingt-cinq et trente ans. La moyenne en France est, suivant Robin et Littré, de 1^m,684; suivant Broca, de 1^m,649. De même que la croissance, elle offre de nombreuses variations, suivant certaines conditions.

Elle est plus élevée chez l'homme que chez la femme. Cependant cette différence de taille est beaucoup moindre dans les races inférieures que dans les races supérieures. Les deux sexes sont de même taille chez les Boschismans et même chez les Patagons (de Rochas). Chez les Européens, la différence de taille en faveur de l'homme est en moyenne de 0^m,086, d'après Quetelet, et de 0^m,12, d'après M. Topinard.

---

[1] Liharzik, *Des lois de la croissance,* Vienne, 1862.

Il résulte des recherches de Villermé et de Quetelet que
la stature de l'habitant des villes est plus haute que celle
de l'habitant des campagnes. La même différence existe
entre les habitants des pays fertiles et riches et ceux des
contrées arides et pauvres.

« La taille des hommes, dit Villermé[1], devient d'autant plus haute, et leur croissance s'achève d'autant plus
vite que, toutes choses étant égales d'ailleurs, le pays est
plus riche, l'aisance plus générale, que les logements, les
vêtements et surtout la nourriture sont meilleurs; et que
les peines, les fatigues, les privations éprouvées dans
l'enfance et la jeunesse sont moins grandes ; en d'autres
termes, la misère, c'est-à-dire les circonstances qui l'accompagnent, produit les petites tailles et retarde l'époque
du développement complet du corps. » Quetelet[2] rapporte
que du temps de l'empire, dans l'ancien département des
Bouches-de-la-Meuse, formé en partie de la Hollande,
et dont La Haye était le chef-lieu, pays éminemment
fertile et industriel, la hauteur moyenne des conscrits,
pour les années 1808, 1809, 1810, levés avant l'âge de
vingt ans, était de 1^m,677. D'un autre côté, dans l'ancien
département des Apennins, dont Chiavari était le chef-
lieu, pays de montagnes, privé d'industrie, très pauvre
et où les hommes fatiguent dès leur bas âge et se nour-
rissent fort mal, la taille moyenne des conscrits des trois
mêmes années a été de 1^m,520. Les statistiques dressées par Villermé dans les différents arrondissements de
Paris ne font que confirmer cette idée que la stature est
en raison inverse des peines, des fatigues, des privations

[1] *Annales d'hygiène*, t. Ier.
[2] *Physique sociale*.

éprouvées dans l'enfance et la jeunesse. M. Topinard[1] est également convaincu que les milieux exercent une influence sur la taille ; il croit même à leur action dans le temps pour modifier les races.

La taille varie encore avec les époques. Dans une savante communication à l'Académie de médecine, en 1867, Broca a démontré que le niveau de la taille s'était abaissé en France, pendant un certain nombre d'années. En 1836 et 1837, elle était de 1^m,642 chez les conscrits nés de 1813 à 1815, époque où la guerre décima les plus belles populations de la France. De 1850 à 1860, la moyenne augmenta chez les conscrits nés de 1828 à 1838 pendant une longue période de paix. Ces observations ont été confirmées par les recherches des médecins militaires et se rapportent assez exactement à ce que nous disions de l'influence de la fortune et de la prospérité.

On a prétendu que la taille était moins élevée dans les pays ou très chauds ou très froids que dans les régions d'une température modérée, dans les plaines basses que sur les hautes montagnes. Ces remarques ne nous paraissent pas suffisamment fondées pour y attacher quelque importance. Il est bien connu de tout le monde que les Suédois, les Russes et les Patagons du cap Horn atteignent de très hautes tailles dans les régions très froides des deux hémisphères. Si les Lapons sont petits, ce n'est pas à la rigueur de leur climat qu'il faut l'attribuer. C'est là un caractère propre de leur race, absolument comme l'allongement de la face en avant est un attribut constant de la race nègre. Il n'est pas douteux que les

---

[1] Étude sur la taille. *Revue d'anthropologie*, 1re série, t. V, n° 1.

influences ethnique et héréditaire jouent un rôle considérable dans ces différences de stature. Il ne se passe pas de jours que les revues périodiques ne signalent des faits relatifs à l'hérédité de la taille. Dans un de ses derniers numéros, le *New-York medical Record*[1] rapportait encore l'observation d'un enfant vivant qui mesurait $0^m,81$ de hauteur au moment de sa naissance. Ses parents, hauts de 7 pieds 7 pouces, s'étaient montrés comme géants dans les villes d'Amérique.

M. Dally pense que la taille finale dépend presque exclusivement de la race et du sexe. Il y aurait peut-être lieu de tenir aussi compte de l'individualité. C'est elle, le plus souvent, qui crée les anomalies de la taille, les géants et les nains, dont quelques-uns des plus célèbres ont laissé un nom dans l'histoire.

Indépendamment de ces variations dans la stature, il en est une qui est journalière et qui mérite d'attirer notre attention. Nous voulons parler de celle qui résulte du décubitus horizontal et de la station verticale. Il est de notion vulgaire qu'on perd de sa taille en passant de la position horizontale à la position verticale. Dans une récente communication faite au dixième Congrès de la Société de chirurgie allemande, tenu du 6 au 9 avril 1881, le docteur Martel (de Rostock)[2] a cherché par des mensurations minutieuses à établir des données exactes sur ce point. Nous reproduisons ici les résultats auxquels il est arrivé, D'après l'auteur allemand, la taille diminue légèrement dans le cours de la journée. Il y a une diminution rapide

---

[1] *Paris-Médical*, 12 mai 1881.

[2] Variations journalières de la taille, *Revue mensuelle de chirurgie* septembre, 1881.

et une diminution graduelle. Celle-ci tient à la plante des
pieds et aux cartilages intervertébraux dont l'épaisseur
diminue par compression. La diminution rapide a lieu
quand on passe de la position horizontale à la station verticale; elle dépend des articulations du membre inférieur.
Au niveau de l'articulation tibio-tarsienne, le raccourcissement est de $0^m,008$; il est de $0^m,002$ à $0^m,003$ au
genou, et de $0^m,004$ à la hanche. Il est probable que le
raccourcissement de l'articulation du genou dépend de
l'élasticité d'une partie de ses cartilages. Pour la hanche,
on doit tenir compte, outre cette élasticité, d'un enfon-
cement manifeste de la tête dans la cavité cotyloïde
pendant la station verticale; la distance entre les deux
trochanters diminue. Ce fait est en rapport avec les
recherches de König; il est au contraire en contradiction
avec l'ancienne théorie de Weber, d'après laquelle la
tête du fémur serait refoulée dans la cavité articulaire
par la pression atmosphérique. De ces mensurations, il
résulterait que, le matin, la taille est, au sortir du lit, de
$0^m,012$ à $0^m,015$ supérieure à ce qu'elle est le soir.
Dans le cours de nos recherches, nous avons été à
même de vérifier l'exactitude des chiffres fournis par le
docteur Martel; d'une manière générale, les résultats que
nous avons obtenus concordent tout à fait avec ceux du
chirurgien allemand.

Nous voici arrivé au terme de ce chapitre; nous nous
sommes efforcé d'être aussi complet que possible et de ne
rien omettre des détails que comportait notre travail.
Malheureusement l'étude des lois de la croissance est tellement complexe et a été tellement délaissée par les observateurs, que les lacunes en sont encore très nombreuses.

Du reste, les données que nous possédons sont bien peu exactes et exigeraient un contrôle plus sérieux que celui qui a été tenté jusqu'à ce jour.

CHAPITRE II

DE L'INFLUENCE DES MALADIES
AIGUES FÉBRILES DE L'ENFANCE ET DE L'ADOLESCENCE
SUR LA CROISSANCE

Sommaire. — Historique. — Haller, Van Swieten, Buchner, P. Bérard, Gendrin, Richard (de Nancy), Bouchut, Regnier, Ollier, Haab, etc. — Théories de ces divers auteurs pour expliquer le mécanisme de la croissance dans le cours et la convalescence des maladies aiguës fébriles.

I. — Des Vergetures de croissance — Regnier, Bouchard. — Description. — Caractères.

II. — Observations cliniques. — Résultats.

III. — Du mode de production de la suractivité de la croissance dans le cours et la convalescence des maladies aiguës. — Critique des opinions émises par les différents auteurs. — Travaux de Busch, de Litten et Orth. — Explication basée sur une altération de la moelle des os longs décrite par ces auteurs.

Il est une croyance générale, c'est que, dans le cours et la convalescence des maladies aiguës fébriles, la taille des jeunes sujets s'accroît d'une façon plus rapide qu'à l'état normal. Depuis longtemps déjà, les auteurs ont contribué à entretenir cette idée. La plupart ont affirmé le fait, sans avoir jamais cherché à le vérifier scientifiquement et à voir suivant quelle proportion et dans quelles affections il se produit de préférence. Manquant de ces données absolument indispensables, ils ont émis les opinions les plus variées sur le mode de production de cette croissance exagérée.

Les anciens, dans leurs écrits, font peu mention de ces cas d'allongement rapide, survenant par le fait des maladies aiguës. Il faut arriver aux ouvrages de médecine du dix-huitième siècle pour commencer à en trouver l'indication. « *Et in universum febris præceps incrementum facit, quid etiam vulgo notum est,* » dit Haller [1]. Cet auteur rapporte l'observation d'une jeune fille qui atteignit les dimensions d'un géant à la suite d'une maladie fébrile. D'après Van Swieten [2], de jeunes sujets, dont l'accroissement paraissait presque stationnaire, ont vu leur taille s'élancer après avoir été affectés de la variole. Buffon [3] signale ces faits et cherche à les expliquer par l'état de faiblesse et de langueur dans lequel se trouvent les organes de la génération pendant tout le temps de la maladie. Ceux-ci ne sécrétant point de liqueur séminale, ces particules organiques restent dans la masse du sang et continuent à développr les extrémités des os. L'ouvrage de Buchner [4] sur la rapidité de l'accroissement à la suite des fièvres renferme un grand nombre d'observations analogues à celles de Haller et de Van Swieten.

Au commencement de ce siècle, Nysten [5], Rullier [6],

---

[1] *Physiologiæ elementa,* t. VIII, L. XXX, sect. I, p. 39.
[2] Tome IV; p. 14 et 40, et commentaires, t. II, p. 40 et 107.
[3] *Œuvres complètes,* annotées par Flourens, t. II.
[4] *De celeri corporis incremento post febres. Dissert.* in-4°, Halæ, 1752.
[5] Art. Accroissement, *in Dict. des sciences médicales,* 1812.
[6] Art. Accroissement, *in Dict. de médecine,* 21 vol. 1821.

Bégin [1], dans leurs articles sur l'accroissement, mentionnent cette exagération de la croissance et insistent spécialement sur ce fait que celle-ci se rencontre surtout dans les fièvres aiguës graves qui attaquent profondément le système nerveux. P. Bérard [2] pense que la position horizontale, nécessitée par les maladies de longue durée, a beaucoup d'influence sur l'accroissement de la taille. « On ne peut guère douter, dit-il, que la force qui fait allonger le corps dans le sens de son plus grand diamètre, ne soit contrebalancée par l'action continue de la pesanteur, pendant la station verticale; or, cet obstacle à l'accroissement du corps n'existe plus chez les individus qui conservent le décubitus horizontal. » Puis il ajoute cette remarque judicieuse : « Il ne faut pas pourtant, s'exagérer les effets de cette position du corps, s'il est vrai que certaines maladies plus que d'autres accélèrent la croissance, et si ce dernier phénomène a été accéléré aussi pendant la convalescence. » D'après Gendrin [3], « la réaction fébrile chez les jeunes sujets détermine une activité plus grande des fonctions organiques qui rend leur évolution plus rapide; c'est pourquoi les maladies donnent en général une plus vive impulsion à l'accroissement du corps. »

Dans un des chapitres du *Traité des maladies des enfants*, de Richard (de Nancy), on trouve le passage suivant : « Mais si l'accroissement ne produit pas la fièvre, il résulte souvent de maladies fébriles ou il leur succède ; les enfants qui ont séjourné au lit pendant la

---

[1] Art. Accroissement, *in Dict.* en 15 vol. 1820.
[2] Art. Croissance, *Loc. cit.*
[3] Thèse de concours, 1840.

durée de la variole, de quelque fièvre éruptive, ou de quelque affection inflammatoire aiguë, se relèvent convalescents, plus grands et grandissent encore après. La position horizontale a affranchi les vertèbres du poids de leur superposition, et facilité ainsi l'abord des molécules organiques dans les cartilages intervertébraux et dans toutes les parties osseuses du rachis. L'inflammation a disposé aussi tous les tissus à une certaine faiblesse qui rend leur extension plus facile et les dispose à se laisser pénétrer des sucs nourriciers. »

Parmi les cliniciens contemporains, celui qui paraît s'être le plus occupé de cette question est, sans contredit, M. Bouchut qui y a consacré tout un paragraphe de son *Traité des maladies des nouveau-nés et de l'enfance*.

Cet auteur a fait un certain nombre d'observations sur des enfants atteints d'éclampsie, de méningite et de pseudoméningite, de coqueluche, de pneumonie, de rougeole et de scarlatine. Il en conclut que l'allongement obtenu à la suite de ces affections doit se diviser en croissance réelle et en croissance apparente. Cette dernière est attribuée par M. Bouchut au gonflement des cartilages intervertébraux et interarticulaires par le fait seul du repos au lit. Elle cesserait pendant la convalescence, lorsque, par suite des jeux, de la marche et de la fatigue, la taille s'affaisse de nouveau, perd $0^m,01$, et même $0^m,02$, de manière à réduire de deux tiers quelquefois l'élongation acquise pendant le repos de la maladie. On aurait alors la croissance réelle des enfants pendant leurs maladies aiguës, estimée par l'auteur à peu près au tiers de leur élongation apparente.

M. Regnier [1], dans son excellente thèse sur les maladies de croissance, traite également et résout par l'affirmative cette question : la maladie aiguë détermine-t-elle la croissance ? « Dans la fièvre typhoïde, dit-il, et dans toutes les maladies septiques, on observe l'élongation du corps. » Et plus loin : « Il en est de même de toutes les affections spécifiques et de celles qui ont une existence propre bien démontrée. » Pour l'auteur, les forces vitales jouent un rôle considérable dans l'explication de ce phénomène. Durant le cours d'une affection aiguë, celles-ci sont dans un état de désaccord qui fait que certaines d'entre elles agissent avec leurs propriétés là où elles se trouvent. Les organes qui ne sont point affectés par la maladie détournent à leur profit les ressources de la puissance organique, qui seule se trouve en jeu, puisque la résistance vitale s'applique directement au niveau de la lésion, pour empêcher la destruction de la partie malade.

Il y a quelques années, notre maître, M. le professeur Ollier, traitant de l'accroissement en longueur des os longs, écrivit incidemment sur le mécanisme de la croissance rapide des maladies aiguës. Rapprochant ces faits des cas d'allongement atrophique des os qu'il lui avait été donné d'observer, dans le cours de ses expériences, à la suite de résections et d'amputations, il eut l'idée de les rapporter à la même cause. Et ainsi que l'humérus, à la suite des résections du radius, s'allonge plus que celui du côté sain par le fait de l'exonération de pression, ainsi les os des membres de l'individu incomplètement immobilisé par

---

[1] *Loc. cit.*, p. 95.

la maladie, n'étant plus soumis aux pressions de la marche et de la contraction musculaire, se développent davantage dans le sens de la longueur. « On a depuis longtemps, dit M. Ollier [1], signalé la croissance rapide des enfants, dans le cours d'une maladie aiguë ; or, bien qu'il y ait le plus souvent, en pareil cas, un accroissement apparent plutôt qu'un accroissement réel, on ne peut pas nier que cette croyance vulgaire ne soit parfaitement fondée. Les os des membres prennent un plus grand développement en longueur, probablement parce qu'ils ne sont plus soumis aux pressions physiologiques de la marche ou de la contraction musculaire. Si la maladie se prolonge, si la nutrition s'altère ou ne se rétablit pas, les symptômes d'atrophie prédominent, et les os subissent un arrêt de développement non seulement en épaisseur, mais en longueur. »

En 1875, un assistant de l'Institut pathologique de Zürich, Otto Haab [2], dans une étude intéressante sur l'accroissement normal et pathologique des os, rappela, sans pouvoir bien les expliquer, les faits d'allongement atrophique de M. Ollier, à la suite d'immobilité, de paralysie, de fièvre typhoïde. Pour l'auteur allemand, les faits d'allongement dit atrophique par M. Ollier sont plutôt dus à une diminution de pression qui résulte pour les os à la suite d'une paralysie ou des opérations, telles que résections et amputations. Les os n'étant plus pressés entre deux articulations, il est probable que cette diminution de pression n'est pas indifférente pour le cartilage de conjugaison et qu'elle l'excite à proliférer. De là un allonge-

---

[1] *Traité de la régénération des os*, t. I, p. 405.
[2] *Experimentelle studien über das normale und pathologische Wachsthum der knochen*, Leipsig, Engelmann. 1875.

ment, lequel sera bientôt annulé par les troubles nutritifs résultant de l'immobilité. D'après Otto Haab, M. Ollier signale, il est vrai, brièvement et superficiellement la diminution de pression comme cause d'allongement atrophique, mais il ne semble pas y attacher grande importance ; car, au lieu de cette expression, *allongement atrophique*, il aurait choisi celle d'*allongement par défaut, cessation de pression*, qui est plus exacte. Comment l'atrophie peut-elle produire de l'allongement ? Voilà ce que Haab ne comprend pas.

On voit par ces lignes que le chirurgien allemand joue sur les mots et ajoute en réalité peu de chose à la théorie de M. Ollier.

Au dernier Congrès international de Londres (août 1881), le docteur Lesshaft, de Saint-Pétersbourg, fit une communication sur les causes dont dépend la forme des os. Nous la mentionnons, parce qu'elle paraît se rapporter d'une façon assez directe à notre sujet. Afin d'éclaircir les causes dont dépend la forme des os, l'auteur, de concert avec le docteur Popoff, a entrepris une série d'expériences sur différents animaux (comme des lapins, des cochons d'Inde, des petits chats, des petits chiens, des cochons de lait et des poussins). Il en a déduit, entre autres, les conséquences suivantes :

« *a*. Le développement de toutes les parties de l'os est en raison de l'activité des muscles avoisinants. La grandeur de cette activité affermit les os, et lorsqu'elle est faible, ceux-ci deviennent plus minces, plus faibles, plus étroits, et relativement plus longs.

« *b*. La forme des os varie lorsque la résistance de la part des organes avoisinants devient moindre; alors les

4

os s'épaississent et se dirigent vers l'endroit qui oppose le moins de résistance.

« *c*. La forme des os dépend aussi de la plus ou moins grande pression des organes extérieurs ; le développement se ralentit à l'endroit où la pression extérieure s'augmente ; il se tord là où elle ne vient que d'un seul côté.

« *d*. Les os sont des organes actifs, quant à leur construction (architecture), comme servant de base et d'appui aux organes voisins ; mais ils sont passifs, quant à leur relation avec ces derniers, laquelle relation dépend principalement des sources de leur nutrition commune qui augmente lorsque la pression des parties avoisinantes diminue et que l'action des muscles adjacents se développe. »

Ces conclusions se rapprochent beaucoup, il nous semble, de celles de M. Ollier et d'Otto Haab ; c'est toujours l'explication de l'allongement anormal des os par l'exonération de pression.

Signalant l'effet des maladies aiguës sur la croissance, et se plaçant dans un autre ordre d'idées, Charles Roberts [1] reconnait qu'il est difficile de donner une explication du phénomène. Pour lui, l'activité du mouvement organique *(increased germinative changes)* qui se rencontre dans les inflammations locales existe probablement aussi, à un faible degré, dans tous les tissus du corps pendant les fièvres générales ; et bien que ces variations, à cause de leur rapidité et de leur imperfection, soient un processus destructif pour les parties molles, elles excitent la croissance dans les parties dures, d'où un rapide accroissement des os et des cartilages.

[1] *Loc. cit*

Tels sont les auteurs qui ont écrit sur la question ; telles sont les diverses théories qu'ils ont émises. Nous les avons exposées le plus brièvement possible, nous réservant de les reprendre et de les discuter, lorsque nous aurons fait connaître les résultats de nos observations et de nos recherches.

Mais avant d'entreprendre cette partie de notre travail, nous croyons qu'il est nécessaire de consacrer un paragraphe spécial à un signe, sinon nouveau, en tout cas fort peu connu, qui nous servira à apprécier la croissance survenue dans le cours des maladies aiguës, lorsque les mensurations n'auront pu être effectuées.

I

DES VERGETURES DE CROISSANCE

En 1860, M. Regnier signalait, à la suite d'un accroissement trop rapide du système osseux, certaines éraillures de la peau en tout semblables aux vergetures de la grossesse et qu'il attribuait à une distension exagérée du tégument externe.

« Les modifications de la peau, dit cet auteur [1], ne sont pas bien sensibles à cette époque (entre la deuxième dentition et la puberté) ; seulement M. Gubler nous a fait remarquer d'une manière générale que cette sorte d'étui constitué par le tégument externe n'obéit que de loin au mouvement d'accroissement ou d'atrophie qui en-

---

[1] *Maladies de croissance.* Thèse, *Paris*, 1860, p. 47.

traîne les autres organes. On dirait un moule inexten-
sible et irréductible destiné à conserver la forme indivi-
duelle, malgré les variations incessantes du contenu.
Quand l'accroissement du système osseux se fait trop
rapidement, la peau, ne pouvant suivre ce mouvement
d'expansion, se laisse déchirer et craqueler. »

A l'appui de sa manière de voir, il rapporte une observation de fièvre typhoïde, recueillie dans le service de
M. Gubler, que nous reproduisons plus loin.

Ce fait de vergetures survenant sur les membres dans
le cours des maladies aiguës, était demeuré ignoré ou
était complètement tombé dans l'oubli, lorsque, le 16 janvier 1879, M. le professeur Bouchard [1] fit une première
communication à la Société clinique de Paris. Les cas
qu'il relatait avaient été observés pendant la convalescence de fièvres typhoïdes. Dans cette séance, il décrivit
minutieusement ces vergetures et en produisit trois observations. Dans la première, recueillie par un de ses élèves,
le docteur Empereur, il s'agissait d'un jeune homme de
dix-huit ans, entré à la Charité pour une fièvre typhoïde.
Le second cas avait été observé à Bicêtre, sur un jeune
infirmier. Le troisième avait trait à un enfant de onze ans
et demi. La mère de ce dernier l'avait mesuré avant sa
fièvre typhoïde, ce qui permit à M. Bouchard, en répé-
tant ces mensurations, de constater qu'il avait grandi de
$0^m,025$ pendant sa maladie et d'attribuer à cette croissance exagérée, ces vergetures qu'il ne pouvait expliquer.
Il donnait ainsi le fait comme nouvellement observé.
MM. Nicaise, Bucquoy, Dreyfous et Barié prirent part

---

[1] Compte rendu de la Société clinique, *France médicale*, 26 février 1879.

à la discussion et le considérèrent comme tel. A peine
M. Bouchard avait-il achevé sa communication que tous
rappelaient à l'envi des phénomènes de ce genre qu'ils se
souvenaient avoir observés, mais auxquels ils n'avaient
ajouté aucune importance. Tous les faits cités se rapportaient à des cas de fièvres typhoïdes. Dans une séance
ultérieure, M. Chevallereau [1] communiquait à la Société
clinique l'observation d'un jeune homme de vingt ans,
affecté depuis un an d'une coxalgie gauche, pour laquelle il
était resté pendant huit mois dans une gouttière de Bonnet,
et sur le genou droit duquel il avait constaté des vergetures exactement semblables à celles de M. Bouchard. Le
malade n'avait jamais eu ni fièvre typhoïde ni aucune autre
pyrexie. Les vergetures existaient uniquement au-dessus
du genou droit, on n'en trouvait nulle part ailleurs. En
présence de ce fait, M. Chevallereau supposait que, sous
l'influence d'un séjour prolongé au lit, chez ce jeune
homme le système osseux avait subi un accroissement en
longueur, et du côté droit, sous l'influence des mouvements d'extension que pouvait faire le malade, la peau,
trop fortement distendue, s'était éraillée. Le 13 mai 1880,
M. Bouchard fit à la Société clinique une nouvelle communication concernant un homme de quarante six ans qui
présentait ces vergetures et qui avait été soigné, dans sa
jeunesse, par Rayer, pour une fièvre typhoïde grave,
pendant laquelle il avait grandi considérablement. Depuis
cette époque, ces vergetures des membres ont été l'objet
de recherches assidues, tant de la part de notre maître,
M. le professeur Perroud, que de la nôtre. L'étude que

[1] Soc. clin., séance du 12 mars 1879. *France médicale.*

nous en avons pu faire nous autorise donc à en donner une
description et à tirer quelques conclusions des faits observés.

Ces vergetures occupent la peau au niveau des grandes
articulations du genou, du cou-de-pied, du coude et du
poignet. Leur nombre est variable, mais rarement limité
à une seule pour chaque articulation. Elles rappellent
tout à fait, comme apparence, celles qui surviennent sur
l'abdomen et la racine des cuisses dans le cours de la
grossesse. D'abord colorées et rougeâtres, elles finissent
avec le temps par prendre une coloration blanche cica-
tricielle. Elles sont transversales, perpendiculaires à l'axe
du membre et siègent sur la face antérieure de la cuisse
et de la jambe, généralement un peu au-dessus du genou
et du cou-de-pied, et à la face postérieure du bras et de
l'avant-bras, également au-dessus du coude et du poignet. Les jointures, au niveau desquelles on les rencontre le plus souvent sont le coude et le genou. C'est
pendant la convalescence de la fièvre typhoïde, au moment où les malades commencent à se servir de leurs
membres et à se lever, que ces vergetures apparaissent de
préférence. Elles ont constamment coïncidé avec une
croissance rapide et exagérée, ainsi qu'on peut s'en
rendre compte par l'observation de Regnier, par celles
communiquées à la Société clinique de Paris ; ainsi qu'a
pu le constater, le mètre en main, M. Bouchard, ainsi
que nous l'avons vérifié mathématiquement nous-même
chez la jeune fille qui fait le sujet de notre observation VII.
Aussi est-ce à juste titre qu'il convient de leur donner le
nom de *vergetures de croissance*.

Dans ses diverses communications, M. Bouchard ne
nous dit rien de la gravité des cas qu'il rapporte ; c'est

là cependant un point important à connaître. Dans le fait
cité par Regnier, on voit que le malade eut une fièvre
typhoïde excessivement grave. De plus, il résulte de nos
observations personnelles que c'est uniquement à la suite
des fièvres typhoïdes très graves que surviennent ces
vergetures. Nous avons examiné, à ce point de vue, un
très grand nombre de jeunes sujets atteints de dothiénentérie; nous n'avons jamais observé ces éraillures de
la peau que chez ceux qui avaient présenté une forme
ataxo-adynamique très accusée, et d'autres accidents du
côté du tégument externe, tels qu'abcès et escharres. En
parcourant nos observations, on trouvera plusieurs
exemples de croissance rapide, survenue dans le cours
de maladies aiguës, sans que, pour cela, nos malades
aient présenté des altérations de la peau. Selon nous,
une croissance rapide du système osseux ne suffit pas
pour expliquer les vergetures des membres, il faut encore un trouble de nutrition de l'enveloppe cutanée :
ce sont là deux conditions absolument nécessaires pour
leur production.

La fièvre typhoïde est-elle seule susceptible de les
présenter ? Nous ne le croyons pas. Ainsi que le montre
le fait de M. Chevallereau, on peut rencontrer ce phénomène dans d'autres circonstances. Toutefois, nous devons avouer que nous ne les avons jamais observées en
dehors de la dothiénentérie, bien que nos recherches
aient également porté sur toutes les pyrexies du jeune âge.

Il importe de ne pas confondre ces vergetures de
croissance avec celles qui surviennent chez certains individus, quand ils prennent en peu de temps un embon-
point considérable. Ces dernières, comme aspect, res-

semblent absolument à celles qui résultent d'un développement très rapide ; mais ce qui les différencie, c'est leur direction et leur situation. Elles siègent toujours aux cuisses et spécialement à la face interne ou à la partie supérieure de la face externe ; elles ont une direction généralement oblique d'arrière en avant pour celles de la région trochantérienne. Les vergetures de croissance, au contraire, occupent toujours la peau au niveau des jointures et sont toujours situées dans le sens de l'extension ; leur direction est transversale et perpendiculaire à l'axe du membre.

Un de leurs principaux caractères, dont nous n'avons pas encore parlé, est d'être indélébiles. Elles ne disparaissent ni par la pression, ni sous l'influence de l'âge, ainsi qu'il ressort de l'observation de M. Bouchard, qui les a rencontrées sur un homme de quarante-six ans, longtemps après sa fièvre typhoïde, et que nous l'avons nous-même constaté plusieurs fois. Ces craquelures cutanées ont cela de commun avec les vergetures de la grossesse. A beaucoup plus de titres que celles-ci, elles pourraient avoir leur importance en médecine légale et servir dans certains cas où il s'agit de vérifier l'identité d'un individu.

II

OBSERVATIONS CLINIQUES

OBSERVATION I. — Empruntée à la thèse de M. REGNIER. — *Fièvre typhoïde grave, à forme adynamique. — Paralysie du voile du palais. — Amaurose. — Otorrhée. — Paralysie faciale. — Guérison. — Vergetures au niveau des genoux et des malléoles. — Croissance rapide pendant la maladie. — Douleurs dans les jambes pendant la convalescence.*

Auguste G..., seize ans, garçon marchand de vin, né à Écomoy (Sarthe). Entré le 24 septembre 1859, salle Saint-Louis, n° 19, service de M. Gubler.

Nous le prenons au moment où il est en pleine convalescence de sa fièvre typhoïde. Il a grandi de telle façon que son pantalon est devenu très court et lui descend maintenant aux deux tiers inférieurs de la jambe. Douleurs très vives dans les jambes, quand il veut essayer de marcher, ce qui, du reste, lui est complètement impossible. Les jambes sont d'une maigreur extrême, les muscles ont diminué au point qu'il ne semble guère rester que leurs gaînes fibreuses ; sur les membres inférieurs, cicatrices qui semblent dues à ce que la peau paraît avoir été trop courte, et s'est éraillée au moment de ce développement si rapide. Les cicatrices sont transversales, au nombre de six, au membre gauche, dont une est située à la partie externe de la cuisse, à 4 pouces environ du grand trochanter ; dix au membre droit, une située parallèlement à celle qui est au membre gauche, seulement elle est plus volumineuse et un peu plus antérieure. On remarque aussi de ces cicatrices au-dessus des malléoles externes des deux jambes ; elles sont moins accusées et paraissent avoir affecté simplement les fibres superficielles du derme.

Suit l'observation du même sujet, trouvée dans le travail de M. Gubler. (*Des paralysies dans leurs rapports avec les maladies aiguës et spécialement des paralysies asthéniques diffuses des convalescents.*)

Ce jeune homme, qui était d'une faible constitution avant le développement de sa maladie, a été traité dans les salles de M. Gubler, pour une fièvre typhoïde grave, à forme adynamique, dont la convalescence s'est établie difficilement vers le commencement de novembre, et n'est pas encore terminée aujourd'hui. Quelques jours après la cessation de sa fièvre, on remarqua que sa

voix devenait nasonnée. On pouvait se demander si le nasonne-
ment tenait à l'oblitération des fosses nasales, etc.

OBS. II. — Personnelle. — *Fièvre typhoïde très grave, à forme
ataxo-adynamique. — Escharres multiples. — Guérison. —
Vergetures confluentes au niveau des genoux, des articulations tibio-tarsiennes et des coudes.*

M. L..., étudiant, âgé de dix-neuf ans, eut, il y a cinq ans, une
fièvre typhoïde à forme ataxo-adynamique excessivement grave,
qui le retint au lit pendant plusieurs mois, et, à la suite de laquelle
il perdit complètement la mémoire. C'est dans le cours de cette
longue maladie, que se produisirent les éraillures cutanées qu'il
présente actuellement sur les membres.

Un peu au-dessus du genou droit, on constate trois vergetures
très longues et assez profondes ; au niveau du genou gauche,
celles-ci sont plus nombreuses, mais peut-être moins accentuées.
Toutes sont perpendiculaires à l'axe du membre. On en remarque
également quelques-unes au niveau de l'extrémité inférieure des
tibias, et un peu au-dessus des coudes; celles-ci sont toutes
situées dans le sens de l'extension. Ce jeune homme est en outre
porteur, en différents points, de cicatrices dont une, très large et
adhérente, à la région sacrée : ce sont les traces d'escharres multiples formes pendant le cours de la fièvre typhoïde.

OBS. III. — Personnelle. — *Fièvre typhoïde grave, à forme
ataxo-adynamique. — Escharres multiples. — Scarlatine
pendant la convalescence. — Guérison. — Vergetures confluentes au niveau des genoux et des articulations tibio-tarsiennes. — Croissance rapide.*

Mlle Marguerite M..., âgée de dix-huit ans, présente actuellement,
un peu au-dessus des genoux et des articulations tibio-tarsiennes,
des vergetures confluentes, perpendiculaires à l'axe du membre.
Ces éraillures cutanées datent de 1873, époque à laquelle cette
jeune fille eut une fièvre typhoïde très grave, à forme ataxo-
adynamique, compliquée d'escharres au niveau de presque toutes
les saillies osseuses, et à laquelle succéda une scarlatine. La durée

des deux maladies fut d'environ quatre mois et marquée par une
croissance très rapide. L'enfant ne fut pas mesurée, mais on jugea
de son accroissement par les vêtements qu'elle portait avant le
début de la fièvre typhoïde ; ceux-ci étaient devenus beaucoup
trop courts et même ridicules. Nous n'avons pu savoir si les vergetures s'étaient produites pendant la fièvre typhoïde, ou pendant la
scarlatine, les parents n'ayant pas remarqué l'époque exacte de
leur apparition.

Obs. IV. — Communiquée par M. le professeur PERROUD. —
*Fièvre typhoïde grave. — Pleurésie droite avec épanchement
médiocre et phénomènes pseudo-cavitaires. — Fièvre persistante. — Signes de broncho-pneumonie dans les deux
poumons. — Marasme. — Mort. — Escharre au sacrum.
— Vergetures de croissance au niveau des genoux et des
articulations tibio-tarsiennes.*

F..., Joséphine, dix ans et huit mois, entrée à la Charité le
4 novembre 1878, salle Saint-Ferdinand, n° 29.

Rougeole et coqueluche consécutive, il y a quelques années.
Bonne santé habituelle. Il y a huit jours, la maladie débuta brus-
quement par une vive céphalalgie avec perte d'appétit, diarrhée et
faiblesse dans les membres inférieurs. Le même jour et depuis
lors, épistaxis très légères. Depuis cette époque, la malade est
alitée, elle a de la fièvre, le ventre est douloureux.

Actuellement l'enfant présente le facies typhique ; les pommettes
sont rouges, le visage étiré, les lèvres légèrement desquamées
L'intelligence est nette, les yeux vifs, la parole seule est un peu
hésitante. Langue sèche, cuite, fuligineuse et tremblotante. Petite
toux sèche, non quinteuse. Pas d'expectoration.

Aux poumons. Pas de matité. A l'auscultation : en arrière,
râles sibilants aux deux sommets ; en avant, râles muqueux fins
et rares au sommet droit.

Le ventre est chaud, souple, douloureux à la pression dans
toutes ses parties. Pas de gargouillement dans la fosse iliaque ;
quelques taches rosées. Diarrhée (sept à huit selles dans les vingt-
quatre heures.) Pouls = 108. T. R., s., = 40°4.

15 novembre. — Un peu de surdité. Accablement sans stupeur. Quelques taches rosées sur le ventre et les reins. Respir. $=$ 13, superficielle, mais facile. Raies méningitiques faciles. Liseré gingival. Rien au cœur. Pouls $=$ 32 au 1/4. T. R., m. $=$ 40°2. T. R., s. $=$ 40°3.

16 nov. — T. R , m. $=$ 40°. La surdité a augmenté. Pouls $=$ 33. Ventre un peu ballonné. Coloration inégale des pommettes. Léger délire dans la nuit. Soif vive. Compresses froides.

17 nov. — 40°6; 40°2.

18 nov. — 39°8; 40°. Pouls $=$ 34. Resp. $=$ 13. La surdité augmente ainsi que la stupeur. Selles toujours nombreuses.

19 nov. — 39°6 ; 40°2.

20 nov. — 38°9; 39°6.

21 nov. — 39°7 ; 39°7. L'accablement est moindre. La surdité persiste. La langue est dépouillée et devient humide. Urine un peu colorée, limpide; trouble albumineux notable par l'acide nitrique et la chaleur, trouble bien plus considérable par le réactif de Tanret; trouble urique par l'acide acétique.

22 nov. — 38°9; 40°.

23 nov. — 39°5; 40°5.

24 nov. — 39°2; 39°5.

25 nov. — 39°2; 39°8.

26 nov. — 38°2; 39°8.

27 nov. — 38°5; 39°4. Urine normalement colorée, limpide; mucus assez abondant; trouble albumineux très léger par la chaleur et l'acide acétique; trouble bien plus accentué avec le liquide de Tanret.

28 nov. — 37°6; 39°8.

30 nov. — 38°6; 40°2.

3 décembre. — 39°4; 40°1. On constate à droite, en arrière, un peu de voussure, de la matité relative, de la diminution du murmure vésiculaire et un grand nombre de râles muqueux et sibilants.

4 déc. — 39°6; 40°2.

5 déc. — 39°6; 40°5.

6 déc. — 39°2; 40°. La malade a un peu déliré cette nuit.

7 déc. — 39°5; 40°4. Légère épistaxis ce matin. Desquamation cutanée du ventre; nouvelle poussée de taches rosées assez généralisée. La surdité a augmenté. Aux poumons, râles muqueux et sibilants surtout aux bases. Rien au cœur.

8 déc. — 38°5; 40°.

9 déc. — 37°8; 39°8. La malade s'amaigrit de plus en plus. Elle a déliré toute la nuit. La desquamation s'est généralisée au cou, au dos, aux épaules.

10 déc. — 39°4; 39°2. La malade a vomi; la langue se sèche. Le délire persiste pendant la nuit. La diarrhée a reparu.

14 déc. — 39°4; 40°. Les vomissements continuent après l'ingestion des solides et des liquides; quelques vomissements bilieux. La langue est sèche. Toujours de la diarrhée. Râles très nombreux dans les deux poumons, surtout à gauche.

20 déc. — 37°; 39°2. Amaigrissement très considérable. Les vomissements persistent. Diarrhée toujours très intense; quelques selles sanguinolentes. A déliré pendant la nuit. Escharre au sacrum.

2 janvier. — 36°8; 37°4. Encore quelques vomissements et un peu de diarrhée.

18 janv. — Il n'y a plus de vomissements ni de diarrhée. Plus de fièvre. Aux poumons, submatité relative à la base droite; gros râles muqueux en ce point. Râles muqueux fins au sommet droit, sans souffle.

23 janv. — Matité absolue à la base droite. A l'auscultation, gros râles muqueux, souffle bronchique. Point de côté à droite.

5 février. — Crachats purulents, grisâtres, presque nummulaires. Voussure à la base droite, avec matité presque absolue. Souffle amphorique des deux côtés se prolongeant plus bas à droite qu'à gauche. Gargouillement dans tout le poumon droit, surtout à la base. Dans le poumon gauche et aux sommets, ces signes sont moins marqués. Marasme prononcé.

11 fév. — La fièvre est revenue très intense. Oppression. Cyanose des membres. Voussure et matité dans la moitié inférieure droite, avec souffle et gargouillement. Râles muqueux disséminés dans les deux poumons. Un peu de souffle à gauche vers le bord spinal de l'omoplate. Large escharre au sacrum.

24 fév. — Un peu d'œdème des malléoles. Vergetures confluentes au niveau des deux genoux, moins nombreuses au niveau des articulations tibio-tarsiennes. Ces vergetures siègent sur la face antérieure du membre et sont perpendiculaires à son axe.

1er mars. — Marasme de plus en plus prononcé. Accès de fièvre le soir. Le matin, cyanose, quelques envies de vomir.

3 mars. — Mort.

Autopsie. — Adhérences pleurales intimes attachant les deux poumons au diaphragme et au thorax dans leurs 3/5 inférieurs. Les 3/5 inférieurs des deux poumons sont à l'état de sclérose rouge. Dilatation cylindrique très marquée des bronches, surtout à droite. Très nombreux ilots caséeux dans toute la hauteur des poumons, plus confluents aux bases qu'aux sommets. Véritable infiltration jaune dans le 1/3 inférieur gauche. Les sommets crépitent encore et sont relativement sains. Dans un grand nombre de points, ces ilots caséeux sont ramollis ; ces cavernules siègent surtout à la base des lobes supérieurs. Plèvres interlobaires en symphyses. Quelques rares ganglions bronchiques caséeux. Cœur mou, flasque, mais sain. Péricarde contenant un peu de sérosité, mais sain, du reste. Foie congestionné, pas de symphyse diaphragmatique. Rate d'un volume normal, contenant un infarctus ramolli de la grosseur d'une noisette. Reins fortement congestionnés tous deux, sans tubercules. Ganglions mésentériques un peu congestionnés et engorgés, non caséeux. L'intestin présente de nombreuses cicatrices, au niveau des plaques de Peyer, sans rétrécissement ni tuberculisation. Péritoine sain. L'examen du système osseux n'a pas été fait.

Obs. V. — Communiquée par M. le professeur Perroud. — *Fièvre typhoïde grave , à forme ataxo - adynamique. — Escharre au sacrum. — Guérison. — Croissance rapide pendant la maladie. — Vergetures confluentes au niveau des articulations tibio-tarsiennes.*

B..., Marie-Philomène, treize ans, entre, le 27 mars 1879, à la Charité, salle Saint-Ferdinand, n° 30.

L'enfant a sa mère, en ce moment à l'Hôtel-Dieu, atteinte de fièvre typhoïde, et, une sœur à la salle Sainte-Sophie, atteinte de fièvre synoque. La mère est, paraît-il, morte depuis de sa maladie.

Cette jeune fille, habituellement bien portante, s'est couchée, il y a huit jours, avec la céphalalgie. Depuis lors, délire continuel pendant la nuit, s'accompagnant de contractures; le jour, somnolence. Pas de vomissements, mais épistaxis avec diarrhée légère au début. Pas de vergetures au niveau des genoux.

Actuellement, stupeur profonde, fièvre intense et délire presque constant ; parfois la malade veut se lever. Facies typhique. Lèvres sèches, fendillées, fuligineuses. Narines fuligineuses. Ventre un peu ballonné, souple, douloureux à la pression, sans gargouillement. Taches méningitiques faciles. Très nombreuses taches rosées sur l'abdomen. Diarrhée assez intense. Petite toux sèche. Langue cuite. Surdité. Pupilles contractées. Nœuds musculaires. Hyperesthésie des masses musculaires. La rate ne paraît pas hypertrophiée. Rien au cœur.

Aux poumons on constate un peu de submatité aux bases avec diminution du murmure vésiculaire et des râles sibilants.

28 mars. — T. R., m. = 40". T. R., s. = 40°6. Respir. = 36. Pouls = 112. La malade a déliré pendant toute la nuit; ce matin, les réponses sont courtes et lentes.

29 mars. — 40° ; 40°2. Persistance de l'état typhique. Langue toujours rôtie.

30 mars. — 39°6; 40°6.

31 mars. — 39°8; 39°. La diarrhée est moindre. Il y a toujours du délire, la nuit. Moins de stupeur. Les fuliginosités des lèvres ont diminué. Muguet. Décubitus latéral gauche. Toux avec expectoration. Les urines sont limpides, normalement colorées et contiennent une notable quantité d'albumine.

1er avril. — 39°8; 40°. Langue un peu humide. Toux fréquente.

2 avril. — 37°4; 39°2. La langue continue à se nettoyer. Persistance de la surdité.

3 avril. — 38°4 ; 39°.

4 avril. — 39°; 39°6. Surdité persistante. Accablement sans stupeur. Toux grasse. Quelques selles diarrhéiques.

5 avril. — 38°8 ; 39°6.

6 avril. — 38°4 ; 39°5.

7 avril. — Toux fréquente. — Le muguet persiste. — Vers la commissure des lèvres, rougeur pityriasique. Encore quelques taches rosées. Le ventre n'est pas ballonné. Urines très colorées, sans albumine ; zone noire très intense avec zone urique très épaisse.

9 avril. — 38°2 ; 38°3. L'érythème des lèvres s'étend d'une manière symétrique. La surface est furfuracée. Amaigrissement progressif. Erythème des deux coudes, et des trochanters. Escharre au sacrum.

10 avril. — 38°6 : 39°5. Toujours un peu d'abattement. Persistance de l'érythème périlabial. Toux très fréquente. Aux poumons, on perçoit à l'auscultation quelques râles humides et de la respiration un peu soufflante à gauche.

21 avril. — La malade se lève, marche seule. On constate des vergetures au niveau de la face antérieure des articulations tibio-tarsiennes.

26 avril. — Toux assez fréquente. Quelques crachats gom-meux et incolores. Pas de fièvre. Aux poumons, on constate que le murmure vésiculaire est un peu moindre à droite qu'à gauche ; on entend encore quelques râles disséminés. Encore deux ou trois selles diarrhéiques. Langue bonne ; l'appétit revient.

10 mai. — La malade est en pleine convalescence. L'état général est meilleur. La toux a complètement cessé. On ne constate rien à l'auscultation ni à la percussion des poumons. Les verge-tures sont confluentes au niveau des articulations tibio-tarsiennes; on n'en trouve pas ailleurs. L'enfant a beaucoup grandi pendant sa maladie, comme en témoignent ses vêtements.

11 mai. — La malade quitte l'hôpital.

Obs. VI. — Personnelle. — *Fièvre typhoïde grave, à forme ataxo-adynamique. — Escharre au sacrum. — Vergetures au niveau des genoux. — Rechute. — Guérison.*

E..., Virginie, douze ans, entre le 25 octobre 1880, à la Charité, salle Saint-Ferdinand, n° 16, service de M. le professeur PERROUD.

L'enfant porte les traces d'une petite vérole, qu'elle aurait eue à l'âge de deux ans. Sa mère est, en ce moment, à l'hôpital Saint-Pothin, atteinte d'une fièvre typhoïde. Elle-même serait malade depuis plusieurs semaines. Actuellement, abattement considérable, réponses lentes, peu précises. Langue sale et sèche; fuliginosités des dents. Le ventre est peu douloureux à la pression, non ballonné. Pas de taches rosées. Taches méningitiques faciles. Aux poumons, râles disséminés; pas de matité.

Rien au cœur. Pas de traces de rachitisme. Peau sèche. Pas de vergetures. T. R., m. = 38°9. T. R., s. = 38°4.

27 octobre. — T. R., m. = 39°6. T. R., s. = 39°9. Surdité. Grand accablement. Les urines sont un peu troubles. Zone albumineuse bien marquée, zone urique assez intense, zone rosée.

28 oct. — 39°9; 39°1. Un peu de délire cette nuit. Pas de taches rosées. Lavements froids. Sulfate de quinine.

29 oct. — 39°; 39°5. Encore un peu de surdité. Vomissements.

30 oct. — 39°4; 40°. Un peu de gargouillement dans la fosse iliaque droite. Grand accablement.

31 oct. — 38°4; 40°.

1ᵉʳ novembre. — 39°6; 40°1.

2 nov. — T. R., m. = 38°7. Surdité. Langue un peu sèche. Ventre un peu rétracté. Diarrhée très légère.

3 nov. — T. R., m. = 39°6.

4 nov. — 38°8; 38°2. Surdité. Otorrhée abondante à droite. La langue est meilleure. L'abattement est moindre. Un peu de toux; crachats aérés, très adhérents. Urine légèrement trouble; nuage albumineux, disque urique assez prononcé.

5 nov. — 38°4; 37°8. La nuit a été bonne.

6 nov. — On constate, au niveau du sacrum, deux escharres de la grandeur d'une pièce de deux francs qui se sont produites rapidement. Surdité. Amaigrissement.

9 nov. — Encore un peu de diarrhée.

10 nov. — 38°4 ; 39°4. Les escharres sont toujours très étendues. Pas de taches rosées.

15 nov. — 37°4 ; 37°8.

16 nov. — Les escharres se sont détachées, laissant une perte de substance fongueuse.

9 décembre. — On constate des vergetures sur la face antérieure et un peu au-dessus des genoux.

19 janvier. — Léger mouvement fébrile avec anorexie.

20 janv. — Fièvre plus intense. Langue très sale. Un vomissement. T. R., s. = 40°2.

21 janv. — 40° ; 40°3. Deux ou trois selles diarrhéiques.

22 janv. — 39°8 ; 40°2.

23 janv. — 39°9 ; 40°3.

24 janv. — 39°5 ; 39°9. Abattement. Epistaxis ; céphalée. Langue sale. Deux ou trois selles diarrhéiques. Pas de taches rosées.

25 janv. — 38°8 ; 40°.

26 janv. — 38°6 ; 39°4.

27 janv. — 38°4 ; 39°2. La diarrhée a cessé et l'appétit revient.

28 janv. — T. R., m. = 38°.

28 février. — La malade quitte la Charité, complètement guérie. Nombreuses vergetures sur la face antérieure des deux genoux. L'enfant a grandi beaucoup pendant sa maladie, à tel point que ses robes sont actuellement trop courtes et lui descendent à peine au-dessous des genoux.

Obs. VII. — Personnelle. — *Fièvre typhoïde grave. — Complications pulmonaires. — Escharre au sacrum. — Guérison. — Vergetures confluentes sur la face antérieure des articulations tibio-tarsiennes. — Croissance de 0ᵐ,021 en l'espace de sept semaines.*

P... Jeanne, onze ans, entre, le 7 mars 1881, à la Charité, salle Saint-Ferdinand, n° 30.

Le père et la mère de cette enfant sont de taille moyenne. Elle même était, paraît-il, très petite pour son âge avant le début de son affection ; elle aurait beaucoup grandi depuis cette époque, à ce que nous raconte sa mère. La malade ne présente aucune trace de rachitisme. Elle a eu la rougeole et la coqueluche dans la première enfance. Elle aurait eu également, au dire des parents, il y a sept ans, une angine couenneuse qui lui a laissé un peu de surdité. Le début de la maladie remonte au 21 février. A cette époque, l'enfant fut prise de fièvre, de malaise général et de céphalalgie. Huit jours après, elle commença à tousser. En même temps que tous ces symptômes, survenait une diarrhée assez intense qui a persisté jusqu'à avant-hier.

Actuellement, la fièvre est assez vive. Toux peu intense accompagnée d'oppression. Anorexie complète. Langue blanchâtre. Pas de vomissements ; un peu de constipation. Le ventre est douloureux dans toute son étendue et un peu ballonné. Pas de taches rosées.

Aux poumons, souffle des deux côtés avec nombreux râles muqueux, surtout aux bases. Large escharre au sacrum. Nulle part on ne trouve de vergetures.

8 mars. — On mesure la malade, et on trouve : pour la taille, $1^m,256$, et, pour le membre inférieur, $0^m,627$.

12 mars. — La fièvre est moins forte. Langue assez bonne. Amaigrissement considérable. Ballonnement du ventre. Toux légère. Aux poumons, matité relative dans tout le côté droit, avec râles sous-crépitants fins confluents surtout à la base. A gauche, submatité à la base avec râles sous-crépitants se prolongeant en moindre abondance jusqu'au sommet. Urines limpides, très peu colorées, sans albumine, ni zone urique.

21 mars. — La fièvre est beaucoup moindre. L'état général est meilleur. La malade ne tousse presque plus. Aux poumons, la matité du côté droit a diminué, surtout à la base. Persistance de la matité avec un peu de souffle dans le tiers supérieur à droite; disparition des râles. La malade se lève un peu depuis deux jours. On constate, au niveau des articulations tibio-tarsiennes, quelques vergetures transversales, perpendiculaires à l'axe du membre.

On mesure de nouveau la malade, et on trouve : pour la taille, $1^m,268$, et pour le membre inférieur, $0^m,638$. La plaie de la région sacrée se répare et a actuellement la dimension d'une pièe e d'un franc.

26 mars. — N'a plus de fièvre. L'état général est assez bon. L'appétit est revenu. Aux poumons, légère submatité relative à droite, dans toute la hauteur, sans souffle ni râles. Léger aplatissement du côté gauche, sans signes stéthoscopiques.

2 avril. — Nouvelles vergetures au niveau de l'extrémité inférieure du tibia, sur la face antérieure de la jambe.

5 avril. — La malade engraisse notablement. État général très bon. Rien à l'auscultation du cœur et des poumons. L'escharre est complètement guérie. Convalescence.

10 avril. — L'enfant quitte l'hôpital.

13 avril. — On nous amène l'enfant ; nous la mesurons et nous trouvons : pour la taille, 1^m,277. — La malade accuse des douleurs au niveau du cartilage de conjugaison de l'extrémité inférieure des tibias.

1er mai. — On nous amène de nouveau l'enfant. Sa taille est actuellement de 1^m,290.

Cette observation est intéressante à plus d'un titre. Nous avons pu voir se développer, en quelque sorte, sous nos yeux, les vergetures des membres inférieurs. De plus, nous avons eu la bonne fortune de mesurer la malade et de la suivre quelque temps encore, après sa sortie de la Charité. Nous avons vu, dans ce cas, les éraillures cutanées coïncider avec une croissance rapide, et celle-ci se manifester par des douleurs au niveau de l'extrémité inférieure des tibias. L'accroissement en hauteur a été de 0^m,021 en l'espace de sept semaines et s'est continué régulièrement pendant la convalescence. Or, d'après les tables de Quetelet, la croissance, à cet âge, est de 0^m,0045 par mois. La taille gagnée, pendant la maladie, est donc égale à celle que l'enfant aurait acquise en cinq mois à l'état de santé.

Obs. VIII. — Due à l'obligeance de notre maître, M. le docteur L. Gignoux, médecin des hôpitaux. — *Tuberculose pulmonaire à marche rapide chez un jeune homme de seize ans. — Mort. — Croissance de 0ᵐ,18 en l'espace de trois mois.*

M. Paul R..., père et mère bien portants, très grands tous deux. Comme antécédents héréditaires, rien du côté du père; du côté de la mère, jeune sœur morte à seize ans, d'une phtisie galopante coïncidant avec une croissance exagérée. Cet enfant était bien portant, mais pâle, anémique et grandissait beaucoup. A cause du souvenir de la tante, la famille s'inquiétait et le mesurait très souvent. En juillet 1875, il avait dix ans et mesurait 1ᵐ,54. Au mois de novembre de la même année, il avait 1ᵐ,55, ce qui n'avait rien d'anormal; il se portait du reste assez bien, sauf son teint pâle. C'est uniquement à cause de cette apparence chétive qu'on lui conseilla de vivre l'hiver dans le Midi. Il fut placé dans un collège à Cannes, au mois d'octobre 1878. Il mesurait alors 1ᵐ,61, et avait par conséquent pris 0ᵐ,06 centimètres en trois ans, ce qui n'avait rien d'extraordinaire. Les premiers mois se passèrent assez bien; mais, à partir de janvier 1879, il présenta de l'inappétence et des douleurs nerveuses dans les membres inférieurs qui lui rendaient la marche impossible. L'enfant mangeait un peu, dormait, n'avait point de fièvre, mais ne pouvait faire un pas; on le portait sur une chaise prendre l'air au soleil et on le rapportait pour le coucher. Il revint à Lyon, au mois d'avril 1879, ayant repris l'usage de ses jambes. Il avait alors quatorze ans.

L'été se passa à la campagne, relativement assez bien. L'usage des jambes étant complètement revenu; l'enfant faisait quelques promenades et mangeait suffisamment. Au mois de septembre, il mesurait 1ᵐ,725.

Au mois de novembre 1879, sans éprouver de malaises autres qu'un certain sentiment de faiblesse générale, il prit une accélération notable du pouls. Quoiqu'il ne toussât pas, n'eût pas de points, etc., on fut très inquiet au point de vue de la phtisie, et, après avoir attendu deux mois environ, en essayant inutilement toute espèce de médicaments pour combattre cette accélération du pouls, on l'envoya à Hyères. La fièvre cessa enfin.

A ce moment, l'accélération du pouls fut remplacée par des phénomènes nerveux bizarres. C'était une douleur dans le triceps crural gauche, douleur à la pression, douleur à la marche, ne paraissant pas siéger dans l'os, mais dans le muscle. Il ne pouvait marcher plus d'un quart d'heure sans la sentir et être obligé de se reposer. Les nuits, il la sentait, il s'en plaignait en dormant, surtout s'il avait un peu marché dans le jour. Elle résista à tous les remèdes. En même temps, il avait des cauchemars, parlait en dormant ; ses rêves se rapportaient toujours à sa douleur. Si on le réveillait, il se plaignait seulement de son triceps, et rêvait qu'on le broyait, qu'on le coupait, etc.

Peu à peu, les symptômes changèrent de forme ; l'enfant ne se plaignait plus de sa jambe, sauf un peu en marchant ; mais à peine endormi depuis une demi heure ou même un quart d'heure, il se levait tout doucement de son lit, s'habillait à moitié, se promenait dans les appartements. Si on le secouait ou l'appelait très fort, il se réveillait en sursaut paraissant tout étonné, se laissait recoucher, et se rendormait. Ces symptômes parurent céder à l'hydrotérapie, et il passa la fin de l'été assez bien. Au mois de septembre 1880, il mesurait 1^m,81.

A ce moment, la fièvre, qui ne s'était jamais montrée depuis la première fois, reparut. Pendant tout le mois d'octobre 1880, elle fut continuelle. Mais le malade ne toussait pas, n'avait pas de points de côté, mangeait passablement, seulement il grandissait, pâlissait de plus en plus, maigrissait à vue d'œil. En même temps, il avait des sueurs nocturnes excessivement abondantes, mais rien à l'auscultation.

Au commencement de décembre 1880, il mesurait 1^m,82. Il commença à tousser, bien qu'il n'eût aucun signe à l'auscultation. Il fut envoyé dans le Midi et s'arrêta à Montpellier, où M. le professeur Combal, tout en ne trouvant encore rien à l'auscultation, porta un pronostic grave. Quelques jours après, il alla à Cannes où, à la fin de décembre, le médecin qui le soignait commença à trouver quelques râles au sommet droit. La fièvre n'avait pas cessé ; ce mois de décembre fut marqué par une crue extraordinaire qui paraissait même à l'œil. Le 24 décembre, il mesurait 1^m,845.

A dater de ce moment, la phtisie marcha rapidement, la fièvre fut incessante ; les lésions tuberculeuses envahirent les poumons l'un après l'autre, par les sommets d'abord, pour atteindre ensuite tout l'organe. Dès la fin de janvier, l'enfant ne sortait plus. Il mourut à la fin de février 1881, à l'âge de seize ans, après quelques jours de subdelirium, une fièvre continue et de l'oppression à la fin.

Il n'a jamais gardé le lit que la nuit, et encore, pas très longtemps ; il passait ses journées sur un fauteuil. Quand on le levait de son lit, les personnes de son entourage étaient, tous les jours, stupéfaites de sa croissance. On le mesura une dernière fois pour faire le cercueil ; il avait exactement 2 mètres moins quelques millimètres. En deux mois le malade avait pris $0^m,15$.

Cette observation peut se résumer en quelques lignes. L'enfant avait, dans ses antécédents héréditaires, une tante morte à l'âge de seize ans de phtisie galopante. Né de parents de taille élevée, il présenta lui-même une croissance assez rapide au-dessus de celle des enfants de son âge, mais qui cependant n'offrait d'abord rien d'extraordinaire, puisque, en trois ans, de juillet 1875 au mois d'octobre 1878, elle ne fut que de $0^m,06$. C'est à dater de cette époque, que l'accroissement commença à devenir rapide ; du mois d'octobre 1878 au mois de septembre 1879, ce jeune homme grandit de $0^m,11$; et du mois de septembre 1879 au mois de septembre 1880, de $0^m,08$ 1/2, ce qui représente un allongement de $0^m,02$ en deux ans. Cette période fut remarquable par des douleurs musculaires dans les cuisses, une fièvre persistante et inexplicable, des cauchemars, du somnambulisme, etc. Ces phénomènes bizarres doivent-ils être rattachés à la croissance trop rapide de l'enfant ? Nous posons la question sans chercher à la résoudre. Toujours

est-il qu'à ceux-ci succéda une tuberculose pulmonaire
à marche aiguë, pendant laquelle la taille du malade
augmenta dans des proportions vraiment extrardinaires.
Durant le temps de la maladie, troismois environ, elle
s'accrut de 0^m,18 presque autant que dans les deux années
précédentes qui cependant avaient été marquées par une
croissance exagérée.

Obs. IX. — *Personnelle. — Coqueluche. — Tuberculose
pulmonaire consécutive. — Méningite tuberculeuse. — Mort.
— Croissance de 0^m,015 en sept jours, à la fin de la maladie.*

M...Marie, quatre ans et huit mois, entre, le 17 décembre 1880
à la Charité, salle Saint-Ferdinand, n° 36.

Pas de traces de rachitisme.

Pas de renseignements sur les antécédents héréditaires. Depuis
deux mois environ, l'enfant a la coqueluche ; celle-ci se traduit
par des quintes violentes provoquant des vomissements alimentaires. A son entrée, l'enfant présente un peu de fièvre et de céphalalgie. Pas de diarrhée. Ulcération très nette au niveau du
frein de la langue. Rien aux poumons.

3 janvier. — Les quintes de coqueluche persistent, mais peu
fréquentes. Épistaxis légère. L'enfant présente de la décoloration
des téguments et un amaigrissement considérable. Anorexie ;
diarrhée. A l'auscultation, on perçoit des râles muqueux aux
bases des deux poumons.

7 janv. — Chute du rectum depuis deux jours. Toujours un
peu de diarrhée.

25 janv. — L'état général devient de plus en plus mauvais.
Léger mouvement fébrile. Persistance de la diarrhée et de la
chute du rectum. Au sommet droit, on constate de la submatité
avec une respiration un peu rude.

14 février. — Les quintes sont moins fortes. L'état général
paraît un peu moins mauvais. Mouvement subfébrile. On constate
quelques râles sous-crépitants dans les deux poumons.

9 mars. — Les quintes diminuent toujours. Fièvre vive, abattement. Râles muqueux très confluents du côté droit de la poitrine avec respiration soufflante.

10 mars. — On mesure l'enfant pour la première fois. On trouve : pour la taille, H = $0^m,885$; pour la longueur du membre inférieur, M. I. = $0^m,360$.

11 mars. — T. R., m. = $38^o,4$; T. R., s. = $39^o,2$.

12 mars. — $37^o,8$; 39°.

13 mars. — $37^o,8$; 39°. — Vomissements alimentaires.

14 mars. — 38° ; $39^o,6$.

15 mars. — $37^o,8$; $38^o,8$.

16 mars. — Depuis plusieurs jours, amaigrissement très notable, perte des forces, diminution de la toux. Hier soir, l'enfant a eu un accès épileptiforme. Ce matin, on la trouve dans un état semi-comateux. Les pupilles sont dilatées et peu mobiles ; on constate une légère déviation conjuguée des yeux à droite. Diminution de la sensibilité et de la motilité des membres du côté droit. Le pouls est à 160 et régulier. La respiration est très fréquente et très superficielle. La malade pousse des soupirs. Raies méningitiques très faciles. Les vomissements alimentaires sont très fréquents ; la diarrhée a cessé.

17 mars. — Hier soir, on a constaté de la déviation des yeux à gauche. La malade cherchait continuellement son drap pour le mâchonner. Dans la soirée, elle a pris une crise épileptiforme. Aujourd'hui le regard est fixe ; les pupilles sont sensiblement égales. La respiration est superficielle et très accélérée, sans pause. Fièvre très vive. On mesure de nouveau la malade, et on trouve : pour la taille, $0^m,900$, et, pour le membre inférieur, $0^m,374$.

18 mars. — La malade est toujours dans le même état. Elle regarde fixement devant elle. Un peu de nystagmus. Salivation. La respiration est bruyante et très accélérée ; de loin en loin, il se produit une pause de courte durée.

Le soir, les pauses de la respiration sont plus accentuées. La malade est toujours dans le coma.

Mort dans la nuit.

L'autopsie n'a pu être faite.

En l'espace de sept jours, l'enfant a grandi de 0^m,015, tandis qu'à cet âge, d'après Quetelet, la croissance moyenne est d'un peu plus de 0^m,005 par mois. Elle a donc pris, en sept jours, ce qu'elle aurait mis trois mois à acquérir à l'état normal.

Obs. X. — Personnelle. — *Tuberculose pulmonaire à marche rapide. — Mort. — Croissance de 0^m,017 en l'espace de onze jours.*

Ch... Ernestine, huit ans et demi, entre, le 2 mars 1881, à la Charité, salle Saint Ferdinand, n° 11.

Cette enfant est orpheline; elle a perdu son père à la suite d'un accident, et sa mère est morte en couche. Elle n'a qu'une sœur qui est bien portante. La malade, d'aspect chétif, est pâle, amaigrie, et a les pommettes légèrement colorées en rose. Elle est couchée sur le côté droit; le décubitus latéral gauche serait douloureux.

D'après les renseignements qui nous sont fournis, l'affection aurait débuté il y a un mois. Depuis cette époque, toux assez opiniâtre, dépérissement rapide, vomissements répétés, anorexie complète et diarrhée continuelle. La malade dort très peu. Mouvement fébrile très accusé. Douleurs à l'ombilic et à l'hypogastre.

Le thorax a conservé sa sonorité normale en avant et des deux côtés; le son y est assez élevé. En arrière, sonorité normale du côté gauche, matité dans la fosse sus-épineuse droite, et légère diminution de la sonorité dans le reste du poumon. La respiration est assez faible en avant et à droite; sous la clavicule, on constate quelques rares craquements secs. En arrière, respiration soufflante dans la fosse sus-épineuse droite, normale dans le reste du poumon de ce côté. En arrière et à gauche, respiration un peu soufflante, avec quelques craquements très secs et très rares.

Rien au cœur. — Pas de traces de rachitisme.

6 mars. — T. R., M. = 38°,4. – T. R., S. = 38°,8. Diarrhée persistante et intense. Vomissements répétés. Crachats muqueux jaunâtres, assez aérés.

10 mars. — La fièvre augmente. On mesure l'enfant et on trouve : pour la taille, 1^m,103 ; pour le membre inférieur, 0^m,498.

12 mars. — 38°,2 ; 39°,2.

13 mars. — 38°,6 ; 38°,3.

14 mars. — 38° ; 38°,6. La diarrhée persiste. Amaigrissement considérable. Marasme. Crachats muco-purulents.

19 mars. — Marasme de plus en plus avancé. Respiration fréquente. Etat semi-somnolent.

21 mars. — On mesure de nouveau l'enfant, et on trouve : pour la taille, 1^m,120, et, pour le membre inférieur, 0^m,513.

22 mars. — La malade meurt dans un état de marasme très avancé.

La croissance a été de 0^m,017 en onze jours. Or, l'accroissement moyen, à cet âge, est d'environ 0^m,004 par mois. Cette enfant a donc acquis, en onze jours de maladie, autant qu'en quatre mois à l'état normal.

OBS. XI. — Personnelle. — *Fièvre typhoïde assez grave à forme adynamique. — Guérison. — Pas de vergetures. — Varioloïde pendant la convalescence. Croissance de 0^m,018 en cinq semaines.*

B..., Anne-Marie, dix ans, entre, le 3 mars 1881, à la Charité, salle Saint-Ferdinand, n° 33.

Pas de traces de rachitisme. Bonne santé habituelle. La malade a actuellement ses deux sœurs dans la salle, toutes deux atteintes de fièvre typhoïde. De nombreux cas de cette fièvre se seraient montrés dans leur quartier.

Début de l'affection, il y a quinze jours, par de la céphalalgie, des vomissements, une fièvre assez intense, de l'anorexie et une courbature générale. La malade a eu plusieurs épistaxis. Depuis quelques jours, elle a une diarrhée assez abondante. A son entrée, l'enfant est dans un état de stupeur assez marqué. Les pupilles sont moyennement dilatées. La langue est humide et recouverte sur ses bords et son milieu d'un enduit jaunâtre qui recouvre aussi les dents. Soif vive. Gêne de la déglutition. Anorexie complète.

Le ventre n'est pas très ballonné, un peu dur. La palpation réveille de la douleur dans la fosse iliaque droite. Pas de taches rosées. Pas de gargouillement. Sonorité du thorax normale dans tous ses points; des bouffées de râles sous-crépitants s'entendent pendant les grandes inspirations. La respiration est peu fréquente, les inspirations généralement peu profondes. La toux est rare. Les battements du cœur sont très précipités, mais on n'entend pas de bruit anormal.

4 mars. — T. R., m. = 37°8. T. R., s. = 39°5. La malade a eu des selles très nombreuses cette nuit. Pouls régulier, assez fréquent. Grand accablement, sans stupeur.

5 mars. — 38°4 ; 40°2. La diarrhée est toujours intense. L'abattement persiste. On mesure l'enfant et on trouve : pour la taille 1^m,280, et, pour le membre inférieur, 0^m,600.

6 mars. — 38°4 ; 39°6.

7 mars. — 38° ; 39°6. Très nombreux sudamina sur le ventre. Celui-ci est un peu ballonné. Toujours diarrhée assez abondante. Langue moins sale. Accablement sans stupeur.

8 mars. — 37°8 ; 39°. Ténesmes rectaux. L'intelligence paraît très fortement diminuée.

9 mars. — 37°8 ; 39°8.

10 mars. — 37°4 ; 40°.

11 mars. — 37°2 ; 38°5. Même ténesme avec diarrhée. Les urines sont limpides, assez fortement colorées ; traitées par l'acide nitrique, elles donnent une légère zone albumineuse ; zone urique assez prononcée.

12 mars. — 37°2 ; 38°2.

14 mars. — L'intelligence paraît moins obtuse. Commencement de convalescence. Pas de vergetures.

19 mars. — L'appétit revient. La convalescence s'affirme de plus en plus.

22 mars. — La malade se lève pour la première fois. On la mesure de nouveau, et on trouve : pour la taille, 1^m,291, et, pour le membre inférieur, 0^m,609.

28 mars. — Hier la malade a couru au soleil, et a eu une nuit très agitée. Ce matin, fièvre vive, accablement. Face congestionnée. Léger point de côté à droite, avec rudesse de la respiration, 40°6; 40°6.

29 mars. — 37°2; 87°6. A eu des épistaxis assez fréquentes ces derniers jours. Un vomissement, ce matin. On constate, sur les membres, une éruption de petites papules rouges, discrètes.

30 mars.— Les papules ont augmenté de nombre et de grosseur, et s'accompagnent de prurit.

1er avril. — Les papules commencent à devenir perlées. Pas de fièvre.

12 avril. — Convalescences. Pas de vergetures. On mesure la malade et on trouve : pour la taille, 1^m,298, et, pour le membre inférieur, 0^m,615.

La malade a gagné, pendant sa maladie, 0^m,018 en trente-huit jours. La croissance moyenne, à cet âge, est de 0^m,025 par mois. En défalquant donc 0^m,030 pour l'accroissement normal, il reste 0^m,015 pour l'allongement dû à la fièvre typhoïde.

Cette jeune fille avait, en même temps qu'elle, ses deux sœurs atteintes de dothiénentérie et couchées dans notre salle. L'une était âgée de douze ans et demi et l'autre de quatorze ans. Chez celles-ci, la maladie fut relativement plus bénigne, et surtout ne présenta pas un caractère adynamique aussi prononcé. Nous les avons également mesurées et n'avons point constaté de croissance anormale. Nous pouvons même dire que, chez la plus jeune des deux, l'accroissement n'a été en aucune façon influencé par la fièvre typhoïde; car elle est rentrée trois mois après dans le service pour un érysipèle de la face, et nous avons été à même de la mesurer de nouveau. Pendant le laps de temps qui s'était écoulé depuis sa dernière affection, elle n'avait grandi que de 0^m,015, chiffre qui représente, à cet âge, la croissance moyenne de trois mois.

Obs. XII. — Personnelle. — *Pneumonie fibrineuse du côté gauche. — Guérison. — Croissance de 0^m,015 en l'espace de dix-huit jours.*

C..., Adrienne, quatre ans, entre, le 27 décembre 1880, à la Charité, salle Saint-Ferdinand, n° 34.

Pas de traces de rachitisme. Nous manquons de renseignements sur le début de la maladie. Actuellement, on constate une éruption très confluente d'herpès labialis sur les lèvres et vers les narines.

Aux poumons, submatité dans le côté gauche, avec souffle à la partie moyenne. Pas de râles. Pas de toux, pas d'oppression. Rien au cœur. Un peu d'anorexie, langue sale, pas de diarrhée. Fièvre intense, pas d'abattement.

28 décembre. — T. R., m. = 38°6. T. R., s., 41°. On mesure l'enfant, et on trouve, pour la taille, 1^m, et, pour le membre inférieur, 0^m,455.

29 déc. — 39°8 ; 39°8. Le souffle occupe les trois quarts inférieurs du poumon gauche ; il est plus intense et s'accompagne de nombreux râles crépitants. Très légère sonorité skodique sous la clavicule gauche. Grand abattement, petite toux sèche. Pouls = 176. Respir. = 60.

30 déc. — 38°8 ; 40°.

31 déc. — 38°8 ; 39°4. Les vésicules d'herpès se dessèchent.

1er janvier. — 37°8 : 39°4.

2 janv. — 38° ; 39°6.

3 janv. — 37°6 ; 38°2. Encore submatité et souffle en arrière et à gauche. Petite toux grasse.

7 janv. — Toujours un peu de submatité à gauche, avec quelques râles sous-crépitants. Convalescence.

11 janv. — Encore un peu de submatité à la base gauche, avec diminution du murmure vésiculaire.

15 janv. — L'enfant se lève pour la première fois. On la mesure et on trouve : pour la taille, 1ᵐ,015, et, pour le membre inférieur, 0ᵐ,463.

19 janv. — Léger aplatissement du thorax du côté gauche avec très légère submatité relative.

21 janv. — On mesure de nouveau l'enfant et on lui trouve à peu près la même taille que lors de la dernière mensuration.

30 janv. — Sort guérie.

En l'espace de dix-huit jours, la malade a grandi de 0ᵐ,015. Si nous en retranchons les 0ᵐ,0027 qui représentent la croissance moyenne à cet âge, pour ce laps de temps, il restera 0ᵐ,013 qu'on sera en droit de considérer comme dus à l'influence de la pneumonie.

Obs. XIII. — Personnelle. —*Pneumonie du côté gauche, succédant à une coqueluche.* — *Guérison.* — *Croissance de 0ᵐ,013 en l'espace de cinq semaines.*

V..., Marie Louise, deux ans et trois mois, entre, le 21 mars 1881, à la Charité, salle Saint-Ferdinand, nº 9.

Cette enfant a été traitée dans la salle pour une coqueluche, il y a environ six semaines. Pas de traces de rachitisme. Au dire des parents, l'affection actuelle aurait débuté, il y a six jours, par de la fièvre. En même temps, survenait un abattement général et de l'inappétence. Actuellement, nous constatons une fièvre intense. Langue sale, vomissements et diarrhée. L'enfant pousse des cris pendant la nuit. Petite toux grasse. La respiration est fréquente, mais superficielle. Décubitus latéral gauche. Aux poumons, on constate de la matité avec souffle dans le côté gauche.

22 mars. —La toux est encore un peu quinteuse, coqueluchiforme. Fièvre vive. T. R., s. = 40º2. On mesure l'enfant, et on trouve : pour la taille, 0ᵐ,782, et, pour le membre inférieur, 0ᵐ,320.

23 mars. — 39º8 ; 39º2. Respiration = 60. Le décubitus latéral persiste à gauche. Somnolence, coloration des pommettes ; épistaxis. Petites excoriations grisâtres des grandes lèvres. La matité persiste dans toute la hauteur du poumon gauche; souffle tubaire avec quelques râles crépitants dans toute la hauteur également.

24 mars. — 39°6 ; 39°8. La respiration est toujours très accélérée.

25 mars. — 39°4 ; 39°8.

26 mars. — 39°2 ; 39°8. Matité très accusée dans tout le poumon gauche. Souffle avec gros râles humides disséminés dans les deux poumons. Les accidents sont très prononcés au sommet gauche.

27 mars. — 39° ; 40°.

28 mars. — 38°5; 40°4. Respiration accélérée. La matité a diminué, gros râles humides dans toute la hauteur du poumon gauche.

29 mars. — 38°4 ; 39°4.

30 mars. — 38°8; 30°8. L'abattement et l'oppression sont moindres.

13 mars. — 38°4 ; 39°4. Plus de matité. Encore quelques râles humides dans le poumon gauche, sans souffle.

1er avril. — 37°6 ; 30°2.

2 avril. — 37°2 ; 38°4.

4 avril. — 37°3 ; 37°8.

5 avril. — Rien à l'auscultation, ni à la percussion. Il persiste une petite toux quinteuse.

30 avril. — La malade se lève pour la première fois, on la mesure, et on trouve : pour la taille, 0^m,795, et, pour le membre inférieur, 0^m,330.

8 mai. — La malade quitte l'hôpital complétement guérie.

En l'espace de cinq semaines, l'enfant a grandi de 0^m,013; si nous en retranchons 0^m,007, représentant la croissance moyenne, nous constatons que sa taille s'est accrue, pendant sa maladie, de 0^m,006 mil. en plus qu'elle aurait dû le faire.

Obs. XIV. — *Personnelle.* — *Scarlatine.* — *Diphthérie.* — *Variole hémorrhagique très grave.* — *Adynamie profonde.* — *Mort.* — *Autopsie.* — *Croissance de $0^m,022$ en l'espace de trente-cinq jours.*

D..., Marie, six ans, entre, le 31 janvier 1881, à la Charité, salle Saint-Ferdinand, n° 26 (bis).

Pas de traces de rachitisme. Début de l'affection, il y a huit jours, par de la fièvre, une éruption scarlatineuse généralisée et de l'angine. Celle-ci persiste encore actuellement. Depuis hier, engorgement ganglionnaire sous-maxillaire, surtout marqué du côté gauche. Douleur dans le gosier, gêne de la déglutition. Anorexie, vomissements, pas de diarrhée. Toux légère. Mouvement fébrile assez marqué. Rien aux poumons.

1ᵉʳ février. — La peau présente des restes d'éruption et commence à se desquamer. Fièvre vive. La muqueuse buccale est très rouge. La langue est sale, rouge sur les bords. On constate un enduit diphthéritique sur l'amygdale gauche. Les lèvres sont sèches et saignent facilement. T. R., s. = 39°8.

2 fév. — 38°8 ; 39°8.

3 fév. — 38°8 : 39°6. Persistance de l'engorgement ganglionnaire à gauche. L'abattement paraît moindre que les premiers jours.

4 fév. — L'enduit de l'amygdale gauche a à peu près complètement disparu, 38°6 ; 40°.

5 fév. — 38°4 ; 39°. Les urines sont très colorées, limpides, non albumineuses, avec zone urique très prononcée.

On mesure l'enfant et on trouve : pour la taille, 0^m970, et, pour le membre inférieur, 0^m423.

8 fév. — Urines limpides, normalement colorées, sans albumine ; zone urique assez abondante. La tumeur ganglionnaire commence à devenir fluctuante.

15 fév. — Ponction de l'abcès ganglionnaire.

23 fév. — L'enfant passe aux scarlatine·, dont on vient d'ouvrir la salle.

7 mars. — Depuis deux ou trois jours, eczéma impétigineux du cuir chevelu, avec engorgement ganglionnaire du cou.

6

9 mars. — Rachialgie, fièvre intense. Langue blanchâtre, pas de vomissements.

10 mars. — La rachialgie a considérablement augmenté, au point que la malade ne peut s'asseoir sur son lit. Fièvre très intense. Langue très sale, rien au gosier. Légère teinte scarlatiniforme à la face. Urines assez fortement colorées ; zone urique très prononcée ; très léger nuage albumineux.

11 mars. — Éruption généralisée de papules varioliques, assez copieuse à la face. Tache ecchymotique dans le pli du coude gauche. On constate quelques pétéchies dans le dos. Hémorrhagie abondante par une excoriation d'impetigo du cuir chevelu. Fièvre très intense. Abattement considérable. L'enfant passe à la salle des varioleux.

On la mesure de nouveau, et on trouve : pour la taille, 0^m992, et, pour le membre inférieur, $0^m,442$.

12 mars. — La fièvre est très vive ; adynamie profonde. On constate des pétéchies sur le tronc, et aux lèvres des excoriations qui saignent facilement.

14 mars. — La fièvre est toujours très intense ; grande agitation ; purpura hémorrhagique très abondant, surtout aux membres inférieurs ; suffusions sanguines.

Mort dans la soirée.

Autopsie. — Nous examinons avec soin les os longs du squelette. Le tissu osseux lui-même ne paraît avoir subi aucune altération, mais il n'en est pas de même de la moelle. Dans l'humérus, le fémur et le tibia, nous trouvons celle-ci beaucoup plus fluide qu'à l'état normal ; elle est rouge, hypérémiée dans toute la longueur du canal médullaire. Le tissu spongieux, qui avoisine les cartilages de conjugaison, est raréfié, friable, pour ainsi dire ramolli, et se laisse déchirer avec la plus grande facilité par la pointe du scalpel.

Cette observation présente d'autant plus d'intérêt que, chose assez rare, l'autopsie a pu être pratiquée. Il nous manque malheureusement l'examen histologique, en sorte

que l'état de la moelle des os n'est que très sommaire-
ment indiqué dans notre description.

Pendant ses maladies successives, l'enfant a grandi de
0^m,022 en l'espace de trente-cinq jours. La croissance moyenne étant, à cet âge, de 0^m,005 pour ce laps
de temps, il en résulte que l'excès d'accroissement est,
dans ce cas, de 0^m,017.

Obs. XV. — Personnelle. — *Scarlatine assez grave. — Albuminurie. — Guérison. — Croissance de 0^m,025 en l'espace de trente-trois jours.*

Ch..., Pierre, cinq ans, entre, le 20 décembre 1880, à la Charité, salle des scarlatines, n° 2.

Cet enfant aurait eu déjà la variole, il y a quelques mois. Il
vient de la salle Saint-Joseph (enfants en dépôt), où il est entré
le 9 décembre 1880. Il ne présente aucune trace de rachitisme.

18 décembre. — Depuis la veille, l'enfant a une fièvre vive et
un peu d'angine.

19 déc. — Éruption de scarlatine encore peu généralisée.

20 déc. — L'éruption est confluente et très généralisée ; le piqueté scarlatineux est très marqué et repose sur une peau érythé-
mateuse. La langue est rouge, framboisée. L'appétit est nul; pas
de diarrhée. Fièvre intense. On mesure l'enfant pour la première
fois et on trouve : pour la taille, 1^m,017, et, pour le membre inférieur, 0^m,445.

22 déc. — L'éruption cutanée a un peu pâli. La fièvre est toujours intense. L'urine est limpide, peu colorée, sans albumine.

23 déc. — L'éruption a complètement disparu. La langue est
desquamée. Pas encore de desquamation cutanée.

25 déc. — Toujours de la fièvre.

31 déc. — L'enfant se lève pour la première fois. On le mesure, et on trouve : pour la taille 1^m,030, et, pour le membre inférieur, 0^m,456.

3 janvier. — Bouffissure des téguments. Anorexie. Un peu de fièvre. Le malade garde le lit.

4 janv. — La bouffissure augmente. Toujours un peu de fièvre. Anorexie. L'urine est limpide; traitée par l'acide nitrique, elle donne un nuage albumineux, nacré et une zone urique assez marquée.

6 janv. — La bouffissure des téguments et la fièvre sont moindres.

8 janv. — Le nuage albumineux est toujours très épais. Zone urique assez prononcée. Apyrexie. L'enfant se lève.

12 janv. — La bouffissure est moins considérable. Les urines contiennent moins d'albumine.

14 janv. — Très léger nuage albumineux.

21 janv. — Encore un peu d'albumine

23 janv. — Les parents emmènent l'enfant. Avant son départ, on le mesure et on trouve : pour la taille, 1^m,042, et, pour le membre inférieur, 0^m,467.

L'enfant a grandi, pendant sa maladie, de 0^m,025, en l'espace de trente-trois jours. Or, d'après les tables de Quetelet, la croissance moyenne, à cet âge, est de 0^m,005 par mois. Le malade a donc acquis en taille, en l'espace de trente-trois jours, autant qu'en cinq mois à l'état normal. Il est à remarquer, dans cette observation, que l'enfant a continué de grandir pendant sa convalescence, alors qu'il ne gardait plus le lit.

Obs. XVI. — Personnelle. — *Scarlatine d'intensité moyenne.* — *Guérison sans complications.* — *Croissance de 0^m,014, en un mois et demi.*

Ch..., Antoinette, cinq ans, entre, le 1er mars 1881, à la Charité, salle des scarlatines, n° 5.

La sœur de la malade est actuellement dans le service, atteinte de fièvre scarlatine. Pas de traces de rachitisme. Parents de taille moyenne. Pas de renseignements bien précis sur les antécédents pathologiques de l'enfant.

Début de l'affection actuelle, il y a trois jours, par de la fièvre, de la céphalalgie, des vomissements. La date du début de l'éruption est incertaine. Celle-ci est généralisée et offre un aspect rose vif, avec de petites taches plus foncées, formant un piqueté surtout manifeste à la région inguinale et sur les cuisses. — T. R., s. = 39°8. Engorgement des ganglions sous-maxillaires du côté gauche. La déglutition est difficile. A l'inspection, on constate une rougeur très manifeste des amygdales et de l'isthme du gosier; on n'aperçoit pas de fausses membranes. Blépharite ciliaire paraissant déjà un peu ancienne; l'orifice palpébral est entouré de croûtes jaunâtres adhérentes, les cils sont très petits et ont disparu en certains points. Rien aux poumons. Rien au cœur.

On mesure l'enfant, et on trouve : pour la taille, $1^m,018$, et, pour le membre inférieur, $0^m,439$.

4 mars. — La fièvre est toujours assez intense. La rougeur a presque complètement disparu. Les urines sont colorées, sans albumine; zone urique considérable.

10 mars. — Hier, la malade a eu un violent accès de fièvre. Les urines sont limpides et toujours sans albumine.

22 mars. — Convalescence. La malade se lève pour la première fois. On la mesure et on trouve : pour la taille, $1^m,027$, et, pour le membre inférieur, $0^m,446$.

25 mars. — Les urines sont toujours non albumineuses.

16 avril. — La malade quitte la Charité complètement guérie. Avant son départ, on la mesure de nouveau, et on trouve : pour la taille, $1^m,032$, et, pour le membre inférieur, $0^m,450$.

En l'espace d'un mois et demi la malade a grandi de $0^m,014$. Si nous retranchons de ce nombre $0^m,007$, qui représentent la croissance moyenne de cet âge pendant un mois et demi, nous constatons que cette enfant s'est accrue une fois plus qu'elle n'aurait dû le faire dans le même temps. Sa sœur, âgée de trois ans et demi, entrée dans le service également, pour une scarlatine, n'a pas présenté une croissance aussi rapide dans le cours de sa maladie.

Obs. XVII. — Personnelle. — *Scarlatine grave.* — *Albuminurie.* — *Guérison.* — *Croissance de $0^m,013$ en cinq semaines.*

L...., Marius, six ans, entre, le 13 avril 1881, à la Charité, salle des scarlatines, n° 16.

Pas de traces de rachitisme. Pas de renseignements sur les antécédents pathologiques de l'enfant. Début de l'affection, le 11 avril, par de la fièvre, de l'angine, des vomissements, plusieurs épistaxis abondantes. Actuellement, fièvre très vive, anorexie complète. La langue et la voûte palatine sont rouges, framboisées. Pas de diarrhée, pas de constipation. Éruption scarlatineuse con fluente et généralisée. Rougeur des amygdales et de l'isthme du gosier. Engorgement ganglionnaire sous-maxillaire des deux côtés.

14 avril. — On mesure l'enfant et on trouve : pour la taille, $0^m,935$, et, pour le membre inférieur, $0^m,402$.

15 avril — La fièvre est toujours très intense. Un peu de délire cette nuit.

29 avril. — Le malade est en pleine période de desquamation. Les urines, traitées par l'acide nitrique, donnent un léger nuage albumineux.

10 mai. — Un peu de pâleur des téguments. Apyrexie à peu près complète.

12 mai. — Urines pâles donnant toujours un léger nuage albu mineux par l'acide nitrique; zone urique, zone violette.

18 mai. — Les urines présentent toujours les mêmes particularités.

22 mai. — L'enfant sort guéri. On le mesure de nouveau, et on trouve : pour la taille, $0^m,948$, et, pour le membre inférieur, $0^m,414$.

Le malade, en l'espace de trente-huit jours, a grandi de $0^m,013$. Or, d'après Quetelet, la croissance moyenne, entre six et sept ans, est de 0ᵐ,0048 par mois. Pendant sa maladie, l'enfant a donc eu une croissance qu'il aurait mis trois mois à acquérir en temps ordinaire.

Il nous eût été facile de reproduire, dans ce paragraphe, un certain nombre d'observations, tirées des travaux de Van Swieten, Buchner, etc. D'une manière générale, les faits rapportés par ces auteurs n'ont pas été observés avec une rigueur scientifique suffisante pour que nous nous croyions autorisé à les citer et à en déduire des conclusions rationnelles. Nous aurions également pu puiser dans le traité de M. Bouchut ; mais ses résultats basés, il est vrai, sur des mensurations, concordent si peu avec les nôtres, que nous n'avons pas osé lui faire un emprunt.

Toutes nos observations, à part trois dues à l'obligeance de nos maîtres et une extraite de la thèse de Regnier, sont tout à fait personnelles. Elles sont, pour la plupart, le fruit de nos recherches pendant notre semestre d'internat à la clinique des enfants malades de la Charité. Celles-ci ont porté sur un nombre considérable de sujets[1] ; parmi eux, soixante-deux ont pu être mesurés à diverses reprises, dans le cours de leur maladie. Ces derniers se répartissent ainsi, suivant les différentes affections :

Tuberculose aiguë.	2
Pleurésie.	7
Pneumonie	3
Érysipèle de la face.	2
Fièvre typhoïde.	7
Scarlatine.	26
Variole.	14

[1] Beaucoup d'enfants affectés de pyréxies entraient à l'hôpital à une période

Dans ce tableau ne figure pas la rougeole; car, par le plus grand hasard, il ne nous a pas été donné d'en observer un seul cas pendant notre séjour à la Charité. Nous ne citons pas davantage le rhumatisme articulaire aigu, les enfants n'ayant pu être mesurés à cause de leurs trop vives douleurs.

Sur ces soixante-deux malades, onze ont présenté une croissance exagérée dans le cours et la convalescence de leur maladie. Leurs observations détaillées ont été rapportées aux pages 72 et suivantes. Ces onze enfants ont été affectés de la sorte :

Tuberculose aiguë.	2
Pneumonie fibrineuse.	2
Fièvre typhoïde.	3
Scarlatine.	3
Scarlatine et variole.	1

En dehors de ces maladies aiguës, nous pourrions encore citer deux cas de tuberculose pulmonaire chronique et un de péritonite tuberculeuse, dans lesquels les enfants ont été mesurés et n'ont offert aucun accroissement anormal. A cette occasion, nous rappellerons l'histoire d'une petite fille, âgée de cinq ans et demi, qui entra à la Charité avec des symptômes de tumeur cérébrale. La malade guérit sans qu'on ait jamais bien pu savoir quelle lésion avait déterminé des phénomènes aussi graves. Elle garda le lit pendant deux mois consécutifs, sans avoir jamais présenté le moindre signe de paralysie; et lorsqu'on

trop avancée de leur maladie pour que nous songions à les mesurer. Plusieurs ont été emmenés, à notre insu, par les parents, avant la guérison complète et avant que nous ayons pu faire de nouvelles mensurations. Ce sont autant de cas qui ne figurent pas dans notre statistique.

la leva pour la première fois, on ne constata qu'une augmentation de la taille insignifiante.

Il ressort d'une manière évidente de notre statistique que les cas de croissance rapide survenant dans le cours des maladies aiguës ne sont pas aussi fréquents qu'on le croit généralement. *Environ un sixième seulement des enfants soumis à notre observation ont présenté un certain accroissement,* et encore celui-ci, dans le plus grand nombre des faits que nous publions, n'est-il pas très considérable. Selon nous, l'émaciation des sujets dans le cours des affections aiguës contribue beaucoup à induire en erreur pour l'appréciation de la croissance ; on ne peut être certain qu'un enfant a grandi pendant sa maladie que s'il a été mesuré, ou s'il présente des vergetures sur les membres. Il semblerait, d'après nos recherches, que ce soient surtout les maladies infectieuses qui entraînent la croissance la plus rapide. Plus l'organisme sera profondément affecté, plus le sujet grandira.

Comme on le voit, la scarlatine figure pour un nombre relativement très restreint dans notre second tableau. Doit-on attribuer ce fait à l'épidémie ? La variole prise isolément ne nous a présenté aucun cas de croissance exagérée. Peut-être cela tient-il également au peu d'intensité de nos petites véroles. Les plus graves ont été emportées en quelques jours par les complications ou la violence de l'infection avant que nous ayons pu les soumettre à de nouvelles mensurations. Quant à la fièvre typhoïde, nous n'avons pas eu l'occasion d'en mesurer un grand nombre, mais nous avons recherché avec soin les vergetures chez tous les jeunes sujets qui ont été traités à l'Hôtel-Dieu, cet été, lors de la dernière épidémie. Nous ne les avons pas rencontrées une seule fois [1]. Nous ne voyons dans cette absence complète de craquelures cutanées que le résultat du caractère de l'épidémie qui s'est signalée par une bénignité peu commune. Peut-être y a-t-il lieu de tenir compte aussi de la généralisation du traitement par les bains froids qui atténuent singulièrement la gravité de la maladie.

III

DU MODE DE PRODUCTION
DE LA SURACTIVITÉ DE LA CROISSANCE DANS LE COURS
ET LA CONVALESCENCE DES MALADIES AIGUES

Avant d'entreprendre l'exposé du mécanisme, tel que nous le comprenons, suivant lequel se produit l'accélération de la croissance dans le cours des maladies aiguës, il n'est pas sans intérêt d'examiner la valeur des diverses opinions émises sur la question. Nous ne nous arrêterons pas à la théorie de Buffon sur l'introduction dans le sang des particules organiques résultant de l'absence de sécrétion spermatique pendant les maladies. Ces idées du grand naturaliste n'ont aujourd'hui plus cours dans la science. L'explication de M. Regnier est celle d'un partisan convaincu de l'action des forces vitales. Il n'entre pas dans notre sujet de discuter le fond de sa thèse ; nous nous placerons donc sur son propre terrain pour le réfuter. Nous ferons d'abord remarquer que, dans les maladies

---

[1] M. le professeur Perroud, qui a fait les mêmes recherches dans son service à la Charité, est arrivé au même résultat négatif.

infectieuses, tout l'organisme est en général affecté ; il n'y a par conséquent pas lieu d'invoquer une rupture d'équilibre entre les forces vitales. De plus, en admettant qu'un organe soit plus spécialement attaqué, ce qui le plus souvent existe, en admettant le fait de cette déséquilibration, pourquoi certaines parties détourneraient-elles à leur profit les ressources de la puissance organique, au détriment des autres qui se trouvent dans les mêmes conditions? Pourquoi le système osseux jouirait-il seul de ce privilège? car, en définitive, nous ne voyons jamais le système musculaire, par exemple, se développer d'une façon anormale dans le cours d'une affection aiguë. En somme, même au point de vue où se place M. Regnier, cette hypothèse n'est pas admissible.

Gendrin invoque une activité plus grande des fonctions organiques qui rend leur évolution plus rapide, d'où résulte une impulsion plus vive pour la croissance. Nous accepterions volontiers cette opinion, si, comme nous le faisions remarquer précédemment, toutes les parties de l'organisme participaient également à cet accroissement. Charles Roberts n'est pas passible de la même objection. L'auteur anglais, tout en partageant cette manière de voir, a soin d'ajouter que cette suractivité est un processus destructif pour les parties molles, mais excite au contraire la croissance dans les parties dures. A cette hypothèse ainsi formulée, nous ne ferons qu'un reproche, celui d'être trop vague et de ne pas nous expliquer pourquoi il existe une telle différence entre les tissus et par quel mécanisme précis se produit l'allongement du système osseux dans ces cas.

Pour Richard (de Nancy), la croissance que l'on constate dans le cours des fièvres éruptives, des affections inflammatoires aiguës, n'est que le résultat d'un apport plus abondant de sucs nourriciers dans les cartilages intervertébraux et dans toutes les parties osseuses du rachis. M. Bouchut rapporte aussi, en grande partie, l'augmentation de la taille au gonflement des disques intervertébraux pendant le décubitus horizontal prolongé; toutefois, il reconnaît, sans chercher à l'expliquer, l'existence d'une croissance réelle. L'examen de nos observations démontre clairement qu'il ne faut pas accorder autant de valeur au gonflement des disques intervertébraux. Non seulement nous n'avons jamais remarqué, pendant la convalescence, la diminution de taille dont parle M. Bouchut, mais le plus souvent, au contraire, celle-ci continuait à se développer quand bien même les enfants couraient et se livraient à leurs jeux. De plus, nous ne nous sommes pas contenté de relever la hauteur totale des petits malades, nous avons toujours mesuré parallèlement les membres inférieurs, et constamment nous avons retrouvé, à quelques millimètres près, dans ces derniers l'augmentation constatée pour le corps entier. Nous en concluons, sans nier absolument le gonflement des disques intervertébraux, que dans le cours des maladies aiguës fébriles, il y a une croissance réelle et que celle-ci se fait presque entièrement par l'intermédiaire des os longs des membres inférieurs.

Cette conclusion parait, du reste, concorder avec les idées généralement admises aujourd'hui. P. Bérard fait jouer un rôle considérable au décubitus horizontal, et attribue la suractivité de la croissance, dans ces cas, à l'exonération de pression. L'auteur, il est vrai, ne s'ar-

rête pas beaucoup à sa proposition et la réfute lui-même,
pour ainsi dire, en faisant observer que certaines maladies plus que d'autres accélèrent la croissance, et que
celle-ci est aussi activée pendant la convalescence. Pour
M. Ollier, Otto Haab et le docteur Lesshaft, c'est encore
à l'exonération de pression, résultant du décubitus horizontal et du relâchement musculaire, qu'il faut attribuer
l'allongement des os longs des membres dans les cas qui
nous occupent. Cette opinion, basée sur l'expérimentation
et une observation rigoureuse, mérite toute notre attention. Vraie, croyons-nous, pour certains états pathologiques, elle ne suffit pas pour expliquer la croissance
rapide qu'on rencontre dans le cours des maladies fébriles.
S'il en était ainsi, pourquoi les affections qui nécessitent
un décubitus horizontal prolongé n'entraîneraient-elles
pas toutes, au même titre, une activité plus grande dans
l'accroissement des os en longueur ? Pourquoi ce développement rapide, qui débute au moment où le sujet est
condamné au repos, ne s'arrêterait-il pas pendant la convalescence, alors que celui-ci est revenu à l'état normal ?
Or, il résulte de nos recherches que, parmi les maladies
qui exigent le décubitus horizontal, il n'en est qu'un très
petit nombre et généralement les plus graves dans le
cours desquelles on observe une exagération de la croissance. La taille continue à progresser pendant la convalescence, comme nous avons pu le vérifier dans différentes
circonstances. Nous admettons la théorie de l'exonération
de pression pour expliquer la croissance, dans les cas de
paralysie complète, dans les cas où la contraction musculaire se trouve, de quelle que manière que ce soit,
absolument anéantie. Mais c'est à tort, selon nous. qu'on

l'a généralisée et appliquée aux faits d'allongement rapide observés dans le cours des affections pyrétiques, où la contraction musculaire n'est pas abolie et continue à presser plus faiblement, il est vrai, l'une contre l'autre les surfaces articulaires.

Les diverses opinions émises par les auteurs ne s'accordant pas avec les résultats de nos recherches, il fallait songer à chercher par quel mécanisme était activée la croissance dans le cours des maladies aiguës. Nous avions été frappé souvent des douleurs que présentent parfois au niveau de leurs épiphyses les jeunes sujets, pendant la convalescence des affections graves. Notre première idée fut qu'il existait, dans ces cas, une irritation des cartilages de conjugaison. Mais par quoi et comment était produite cette irritation ? Nous en étions là de nos conjectures, lorsque M. le docteur Vincent nous fit connaître quelques travaux publiés en Allemagne, ces dernières années, et nous fournit de la sorte l'occasion de donner une explication tout à fait rationnelle des résultats auxquels nous sommes arrivé.

En 1878, le professeur Busch [1], de Berlin, publia un mémoire très intéressant sur certaines altérations de la moelle des os longs. Dans le cours de ses recherches sur l'inflammation expérimentale des os, l'auteur remarqua que non seulement l'os sur lequel portait l'expérience présentait des modifications, mais encore la moelle des autres os longs. Ces altérations consistaient en ce que la moelle, jaune normalement sur des chiens adultes, se

---

[1] Ueber die Veränderung des Markes der langen Röhrenknochen bei Experimentell erregter Entzündung eines derselben. *Berl. Klin. Wochenschr.*, 1878, n° 13.

montrait beaucoup plus remplie de globules sanguins que
de coutume (hypérémie médullaire), que sa graisse dis-
paraissait en partie, et qu'elle se transformait en dernier
lieu en une masse rouge brune et gélatineuse (moelle
lymphoïde). Ces lésions étaient d'autant plus prononcées,
qu'au début, pour produire l'inflammation, on s'était
servi de la galvanocautérisation, d'une tige de laminaria,
d'une injection d'huile de croton ou de matière septique,
et surtout si l'action avait été assez lente pour amener la
suppuration putride et la mort du chien dans le courant
de la première semaine. Quand l'animal ne succombait
pas à la première réaction inflammatoire, on l'immolait
au bout de six à huit semaines, au moment où les processus inflammatoires formateurs avaient atteint leur
apogée sur l'os opéré. Eh bien, à ce moment, la moelle
des autres os longs ne montrait le plus souvent aucune
altération, mais tous les caractères d'une moelle jaune et
graisseuse. On peut donc supposer que dans ce cas les
altérations médullaires, produites au début, avaient disparu à la fin.

Il faut ajouter que tous les os longs ne présentent pas
ces lésions avec la même intensité. Celles-ci varient suivant les divers segments. Au premier degré de l'échelle,
se trouve l'humérus. Cet os, chez le chien, est celui qui
conserve le plus longtemps sa ligne épiphysaire. Quand
les autres cartilages de conjugaison ont déjà disparu, il
existe encore sur l'humérus une ligne cartilagineuse sé-
parant l'épiphyse de la diaphyse. C'est donc sur lui que
la moelle perd le plus tard son caractère jeune pour devenir jaune et graisseuse. C'est aussi sur lui qu'elle est
la première à se transformer en moelle lymphoïde. Le

fémur tient le premier rang après l'humérus. Les altérations de sa moelle se produisent peu après celles de l'humérus et sont tout aussi intenses. A une grande distance
en arrière viennent le tibia, puis le radius et le cubitus,
dont la moelle conserve longtemps son état graisseux.

La substance médullaire présente souvent dans l'humérus et le fémur les caractéres de la moelle lymphoïde,
tandis que le tibia et le radius sont seulement un peu
hypérémiés. Dans les cas intenses, on voit parfois chez
eux la dégénérescence lymphoïde, mais cependant le professeur Busch n'y a jamais observé la disparition complète
de la graisse que l'on reconnaissait même à l'œil nu.

Pour ce qui concerne la structure microscopique de la
moelle lymphoïde, elle présente les caractéres suivants :
lorsque l'altération a atteint son plus haut degré, la disparition de la graisse est complète, tout le tissu est devenu
mou, comme s'il n'y avait plus de cohésion entre les cellules. Quant aux vaisseaux sanguins, ils semblent avoir
disparu et le sang paraît contenu dans les mailles d'un
tissu caverneux et non dans des conduits ayant des
parois propres. Neumann [1] avait déjà constaté le même
fait dans la moelle osseuse chez des sujets morts de leucémie. Tout le champ du microscope paraît rempli de
cellules rondes et incolores avec des noyaux pâles, volumineux, entre lesquelles se voient un très grand nombre
de globules rouges du sang. Les globules rouges pourvus
d'un noyau sont rares. Dans un cas, l'auteur a vu, sur
plusieurs points, des noyaux de cellules incolores présentant une coloration d'hématine et ressemblant à s'y

---

[1] *Berliner Klin. Wochenschrift*, 1878, p. 132.

méprendre à des globules rouges rudimentaires. On ne
confondra pas ces cellules avec celles qui renferment des
globules rouges, car les éléments enfermés ne présentaient aucun signe de division et n'avaient pas la couleur
jaune qui caractérise les corpuscules inclus du sang,
mais des contours ronds, nets de corpuscules rouges
normaux.

Entre l'état qui vient d'être décrit et qui correspond
aux altérations les plus caractérisées de la moelle et
celui qui ne présente presque que des cellules grais-
seuses entourant les vaisseaux, on trouve toutes les
transitions possibles.

Cet état est comparable aux lésions qu'offre la moelle
dans d'autres affections, et en particulier dans la leucémie. La moelle osseuse, dans cette dernière maladie, se
montre habituellement sous deux aspects : ou bien elle a
une coloration purulente et une consistance visqueuse
comme celle du pus, ou bien sa coloration est rouge et
grise et sa consistance gélatineuse ou semblable à celle
d'un ganglion succulent.

De ces deux formes, la dernière seulement ressemble
à ce que nous venons de voir dans les os en expérience.
Dans les deux cas, l'examen histologique révèle une
grande quantité de cellules granuleuses pâles, sans que
cependant elles soient en aussi grand nombre que dans
la plupart des affections leucémiques de la moelle. La
rate n'était pas altérée, mais les ganglions voisins des os
malades étaient volumineux.

L'aspect de la moelle osseuse, dans l'anémie aiguë,
comme l'ont produite Neumann, Litten et Orth, en sai-
gnant très fortement un chien, paraît macroscopique-

ment semblable à celui que Busch a vu dans ses cas, mais il diffère microscopiquement par une plus grande quantité de globules rouges à noyaux. Ceci a été constaté par Litten et Orth sur les préparations de Busch, tandis que celui-ci avait l'occasion de voir sur les leurs un grand nombre de globules rouges à noyaux. Il n'y a pas lieu de penser que les altérations médullaires étudiées par Busch fussent d'origine anémique, car les chiens dont il s'est servi n'ont perdu que très peu de sang.

Le troisième groupe des maladies qui, chez l'homme, produisent souvent dans les os la moelle lymphoïde, comprend, d'après les travaux de Neumann, Ponfick, Litten et Orth, ces états divers qui conduisent au marasme, comme la phtisie et la diathèse cancéreuse. Mais on ne peut pas comparer les altérations osseuses, qui surviennent ici à la longue, avec celles que produit Busch dans ses cas en quelques jours par la fièvre et l'inflammation aiguë.

Il y aurait à se demander si ces altérations osseuses résultent seulement de l'inflammation primitive siégeant sur l'os, ou bien si l'inflammation des parties molles a de l'influence sur leur développement. Les recherches faites sur l'homme combattent cette dernière idée. Litten et Orth ont trouvé, dans les maladies aiguës développées avec une forte fièvre, comme la scarlatine, la pneumonie fibrineuse et le typhus abdominal, seulement de l'hypérémie de la moelle dans la plupart des cas, c'est-à-dire un état semblable à celui du début des lésions produites par Busch dans ses expériences. On pourrait par conséquent penser que le caractère septicémique de tous ceux des cas de Busch, qui ont amené la mort en une semaine,

a une grande importance dans l'explication des altérations produites. Litten et Orth[1] ont trouvé dans huit cas
des maladies septicémiques, la plupart puerpérales, sur
des sujets de dix-sept à trente-sept ans, une moelle rouge,
lymphoïde. Il est donc bien possible que le siège dans un
os de l'inflammation primitive n'ait qu'une importance
médiocre et que toute maladie septicémique aiguë soit en
état d'amener des altérations dans la moelle. La question
n'a pas été tranchée expérimentalement. Ces cas nous
permettent de dire qu'en dehors des embolies, ces altérations médullaires nous expliquent la multiplicité des
ostéomyélites chez les jeunes sujets, car elles amènent peu
à peu une fluidification de la moelle souvent purulente.

En résumé, les lésions observées par le professeur
Busch sur la moelle des os longs des animaux en expérience présentent divers degrés. Au début, l'altération
se borne à une simple hypérémie médullaire, qui dis-
paraît en quelques jours ou en quelques semaines, et peut
absolument être comparée à celle que Litten et Orth ont
constatée dans les maladies aiguës fébriles, telles que la
scarlatine, la pneumonie fibrineuse et la fièvre typhoïde.
Lorsqu'elle atteint le summum de l'intensité, la moelle
des os passe à un état lymphoïde semblable à celui qu'on
trouve dans la leucémie, dans les affections marasma-
tiques (phtisie, cancer) et les maladies septicémiques
(puerpérales).

De même que Litten et Orth, et sans connaître leurs
travaux, M. Amédée Levesque[2] a remarqué cet état

---

[1] *Berl. Klin. Woch.*, 1877, p. 745.
[2] *De la périostite dans la convalescence de la fièvre typhoïde.* Thèse de
Paris, 1879.

hypérémique de la moelle des os longs dans la fièvre
typhoïde, mais il n'a osé tirer aucune conclusion de cette
observation. « Nous avons ouvert, dit cet auteur, le
canal médullaire des os longs chez des individus qui
avaient succombé à la fièvre typhoïde ; la moelle était
plus vascularisée, plus rouge et moins riche en globules
graisseux qu'à l'état normal. Chez ceux-là pourtant il n'y
avait de lésion ni osseuse, ni périostique. Y a-t-il un
rapport entre cet état anatomique de la moelle et la
périostite? Est-il, comme le veulent quelques-uns, la
première période de l'ostéomyélite? Nous ne nous pro-
nonçons pas. »

A notre tour, nous avons tenu à vérifier par nous-
même l'état de la moelle des os longs dans quelques
affections aiguës. Nous avons ouvert le canal médullaire
de ces os chez un certain nombre d'individus morts de
fièvre typhoïde, de scarlatine, de tuberculose aiguë, etc.
Nous avons examiné la moelle comparativement avec
celle de sujets à peu près du même âge, morts d'accidents.
Il nous a été donné quelquefois, mais non d'une manière
constante, d'observer l'hypérémie médullaire trouvée par
Litten et Orth et M. Levesque. Dans ces cas, la moelle
des os était rouge, injectée, beaucoup plus fluide qu'à
l'état normal ; le tissu spongieux adjacent aux cartilages
de conjugaison était aussi rouge et semblait raréfié et
plus friable, à tel point qu'il se laissait facilement déchirer et enlever avec la pointe du scalpel. La lésion était
rarement généralisée, mais en général limitée à l'humérus et au fémur. Nous avons constaté cette altération
médullaire chez une enfant morte de variole, dont l'histoire est rapportée dans notre observation XIV, d'autant

plus intéressante que les nécropsies de ce genre sont
assez rares.

Étant donnée cette hypérémie médullaire dans les os
longs des membres de certains individus atteints de maladies aiguës fébriles, nous pensons qu'on peut lui rattacher
l'augmentation de la taille que nous avons rencontrée
chez nos malades. La lésion médullaire, suivant son
intensité, gagne de proche en proche les cartilages de
conjugaison et les irrite ; d'où un allongement de l'os
beaucoup plus rapide et, par suite, une croissance plus
active du jeune sujet.

Cette manière de voir est tout à fait rationnelle et nous
rend compte des résultats auxquels nous sommes arrivé
cliniquement. Il est maintenant facile de comprendre
pourquoi cette suractivité de la croissance ne se rencontre
pas également dans toutes les maladies aiguës, pourquoi
la taille continue à s'accroître pendant la convalescence.
Les douleurs qu'éprouvent fréquemment les jeunes malades au niveau de leurs épiphyses, les ostéites si souvent
multiples qu'on voit survenir chez eux pendant la convalescence des fièvres graves, notamment de la dothiénentérie, trouvent là une explication toute naturelle. Les
observations d'affections osseuses, observées à la suite des
fièvres continues, et en particulier de la fièvre typhoïde,
relatées dans les travaux du Dr W. Keen (de Philadelphie)[1],
de MM. Maurice Mercier[2] et Amédée Levesque, se rapportent toutes à des enfants ou à des jeunes gens en pleine

[1] Complications chirurgicales des fièvres continues et en particulier de la
fièvre typhoïde. Mémoire lu en 1878 à la *Smith Sonniam Institution de
Washington.*

[2] La fièvre typhoïde et la périostite. *Revue mensuelle de médecine et de
chirurgie,* janvier 1879.

période d'accroissement. Pour nous, il n'est pas besoin d'invoquer le traumatisme (M. Mercier) ni l'état de *somnolence* de la couche ostéogène du périoste (A. Levesque) pour expliquer ces cas ; ce sont là des faits nettement imputables à l'altération médullaire observée par Litten et Orth. Si la lésion est peu intense, nous aurons seulement une activité plus grande dans les phénomènes de la croissance ; si elle est portée à un degré plus élevé, nous pourrons constater des ostéites, des ostéomyélites, des ostéopériostites juxtaépiphysaires, etc. Il n'est donc point étonnant de voir le professeur Lücke [1] (de Strasbourg), dans un récent mémoire sur l'étiologie de l'ostéite et de la périostite chroniques, placer parmi les causes les plus effectives de ces affections et presque sur le même pied la pyohémie, l'ostéomyélite infectieuse, le typhus abdominal, la scarlatine, la rougeole, la variole, la diphtérie, la coqueluche, l'érysipèle.

Nous ne sommes, du reste, pas seul à adopter cette théorie. Nous retrouvons dans les diverses communications de M. Bouchard à la Société clinique de Paris certaines phrases qui indiquent clairement que l'auteur a eu avant nous les idées que nous exposons aujourd'hui. L'un de ses malades, qui avait grandi beaucoup dans le cours d'une fièvre typhoïde et présenté à la suite des vergetures sur les membres inférieurs, eut, peu de temps après, « une ostéite de croissance, » dont le diagnostic fut confirmé par M. Gosselin. A ce propos, M. Bouchard ajoute : « L'état irritatif de la moelle des os, qui avait peut-être amené l'accroissement en longueur, avait produit aussi cette

---

[1] Étiologie de l'ostéite et de la périostite chroniques. *Deutsche Zeitschrift für chirurgie*, Band 3, Heft 3 et 4, 1880.

ostéite épiphysaire. Je rapprocherai les faits que je viens
de signaler de ceux qui sont consignés dans le travail de
M. Mercier sur la périostite dans la fièvre typhoïde, travail
publié dans le dernier numéro de la *Revue mensuelle*.
Ce sont là des faits de la même famille, pour ainsi dire;
ils concernent tous les adolescents. » Et à propos des vergetures de croissance, dans une autre communication, il
s'exprime ainsi: « Il est probable qu'il y a dans ces cas une
modification de la moelle des os dont la suractivité détermine un accroissement de l'os non suivi d'un accroissement parallèle de la peau. » Ces citations sont assez claires
pour qu'il soit besoin d'en montrer toute l'importance.
Pour nous, notre conviction est d'autant plus profonde
que notre manière de voir paraît être celle du savant professeur de pathologie générale[1].

[1] *Société clinique*, séances du 26 février 1879 et du 13 mai 1880.

CHAPITRE III

DE LA FIÈVRE DE CROISSANCE DES ENFANTS
ET DES ADOLESCENTS

Sommaire. — Opinions des différents auteurs : Richard (de Nancy), Bouchut, Regnier, G. Bouilly. — Diverses formes sous lesquelles se présente la fièvre de croissance. — Sa signification.

La croissance est-elle susceptible de déterminer de la fièvre ? Qu'entend-on par fièvre de croissance ? Telles sont les questions qu'il nous reste à examiner pour nous conformer au plan que nous avons tracé au début de ce travail. Malheureusement, pour y répondre, il nous manque l'expérience personnelle. N'ayant jamais eu l'occasion d'observer, dans les services hospitaliers, des malades présentant les accidents qu'on est généralement convenu de considérer comme étant uniquement le fait de l'accroissement, nous nous contenterons d'exposer brièvement les idées les plus récentes publiées sur la fièvre de croissance.

« Rarement, dit Richard (de Nancy), le mouvement d'accroissement des enfants est accompagné de fièvre ; presque toujours le pouls reste plus lent que dans l'état de santé ordinaire, au milieu des troubles physiologiques que ce grand effort de la nature a introduit dans les fonctions. Mais si l'accroissement ne produit pas la fièvre, il résulte souvent des maladies fébriles ou leur succède. » M. Bouchut, tout en partageant cette opinion, avoue qu'il y a cependant des circonstances où, en l'absence de toute localisation possible d'un état fébrile et en face d'un accroissement exagéré, on peut se demander s'il n'y aurait pas quelque rapport entre cette croissance et cette fièvre. Il cite l'observation suivante, où le mouvement fébrile peut être rapporté aussi bien au retard de la dentition qu'à l'accroissement rapide :

OBSERVATION I. — Un enfant de vingt-cinq mois, élevé de $0^m,80$, nourri par sa mère, toujours bien portant depuis sa naissance, n'ayant encore que dix dents : quatre incisives inférieures, deux incisives médianes supérieures, quatre premières molaires, a commencé de marcher à treize mois.

Depuis six semaines, il ne peut se tenir, il a une fièvre rémittente qu'on ne peut localiser. L'enfant est maigre, triste et abattu ; il mange à peine et boit beaucoup. Sa langue est gaufrée, son estomac très bon ; il n'a pas de vomissements ni de diarrhée.

Aucun trouble n'existe dans les fonctions de la poitrine et de la tête.

L'enfant ne veut et ne peut marcher, quoiqu'il n'y ait pas de douleur aux membres sous l'influence de la pression.

Les os ne sont pas ramollis, la colonne vertébrale est droite, il n'y a pas de rachitisme.

Depuis six semaines, l'enfant a grandi de $0,^m80$ jusqu'à $0^m,84$.

M. Regnier pense que certains troubles locaux et généraux sont sous la dépendance de la croissance ; mais nulle part, dans sa thèse, il ne fait mention de la fièvre de croissance. MM. Rillet et Barthez admettent aussi qu'à certaines époques l'accroissement se fait avec plus d'activité qu'à d'autres et porte spécialement sur certains organes (cette excitation momentanée n'est pas toujours sans danger).

D'après M. Gombault, on peut admettre théoriquement qu'une croissance rapide, déterminant de l'activité de la circulation, une rougeur du tégument externe, constitue ce qu'en pathologie on appelle fièvre. Mais malheureusement, fait observer cet auteur, les observations manquent pour confirmer ces faits.

L'attention de M. Dally a été, pendant plusieurs années consécutives, attirée sur les secousses de la fièvre qu'on a l'habitude de rattacher à la croissance. Il a soigneusement observé un grand nombre d'enfants, en vue de déterminer les caractères de cette fièvre. Il avoue qu'il n'a trouvé aucun cas où les accidents de la première enfance puissent être clairement rattachés à la crois-sance. Et cependant l'auteur a constaté des poussées très actives qui atteignaient parfois $0^m,06$ à $0^m,08$ en un an, sans qu'en ces années exceptionnelles la santé des enfants fût particulièrement éprouvée.

En 1879, M. le docteur G. Bouilly publia, dans la *Revue mensuelle de médecine et de chirurgie*, un article très intéressant sur la fièvre de croissance des enfants et des adolescents. C'est le dernier travail qui ait paru sur la question. L'auteur considère que c'est surtout dans le tissu osseux, au niveau des épiphyses des os longs, que se font, sous des influences mal connues, ces poussées congestives qui peuvent aller jusqu'à l'inflammation et coïncider avec des accidents fébriles, liés ou non à quelque autre lésion éloignée. C'est à ces accidents, selon lui, qu'on doit le nom de *fièvre de croissance*. Depuis que son attention est attirée sur ce point, M. Bouilly en a déjà recueilli plusieurs exemples. Les phénomènes se présentent sous diverses formes ; nous reproduisons ici textuellement les distinctions que l'auteur établit entre elles :

« 1° Dans bon nombre de cas, à l'occasion d'une affection insignifiante quelconque, angine légère, embarras gastrique fébrile, il se produit un accès de fièvre excessivement intense durant vingt-quatre ou trente-six heures au plus, liée manifestement à la lésion locale ; mais, en outre, le sujet présente un abattement hors de proportion avec la petite maladie qu'il présente ; pendant l'accès de fièvre et deux à trois jours après, il existe à la pression surtout, une sensibilité très manifeste au niveau des grandes épiphyses, fémur, tibia, humérus ; et, si l'on a eu soin de mesurer l'individu avant et après l'accès, on trouve la taille augmentée de 0^m,01 à 0^m,01 1/2. C'est la forme la plus commune, observée surtout par la plupart des auteurs, à la suite des affections fébriles d'une certaine durée, mais pouvant se montrer, comme je l'ai remarqué, après un seul accès de fièvre.

« 2° Dans une deuxième forme, la fièvre semble constituer toute la maladie, et les déterminations juxta-épiphysaires sembleraient faire défaut, si elles n'étaient recherchées. »

A l'appui de ces quelques lignes, M. Bouilly cite les observations suivantes :

OBS. II. — J'ai observé, ces temps derniers, deux jeunes filles qui ont présenté, à quelques jours d'intervalle, des accidents de même nature : l'une est âgée de treize ans, l'autre de sept ans; toutes deux sont grandes, bien développées et d'une santé parfaite Ces accidents ont consisté dans une série d'accès de fièvre intermittente ayant chez l'une le type tierce, chez l'autre le type quotidien, commençant par un frisson matinal suivi de chaleur et se terminant fort avant dans la nuit par une sueur abondante. En même temps, la pression révélait au niveau des grandes épiphyses une douleur très manifeste, surtout au moment des accès, moins marquée dans leur intervalle, et, chose remarquable chez les deux enfants, en huit jours, la taille subit un accroissement de 0,^{m}02 1/2. Les accès cédèrent au sulfate de quinine et au repos soigneusement gardé; mais la convalescence se compliqua d'un état de langueur et d'abattement très marqué et fut beaucoup plus lente qu'on aurait pu le supposer après une huitaine de jours de maladie et chez des enfants de bonne constitution et de santé ordinairement parfaite. C'est là, je crois, un type de fièvre de croissance liée probablement à une poussée congestive épiphysaire.

OBS. III. — Chez un jeune garçon de cinq ans, que j'ai l'occasion de voir souvent, turbu'ent, tapageur, et bien portant, il se produit tout à coup au milieu des jeux une douleur vive au niveau de l'un des genoux; l'enfant s'arrête et ne peut plus marcher ou traîne la jambe pour la soirée, pendant laquelle il ne manque guère d'arriver un léger accès de fièvre. La nuit se passe et le lendemain il n'est plus question de rien. Plusieurs fois, j'avais été embarrassé pour savoir quelle était la cause de cette douleur brusque, et j'avais exploré inutilement le genou en tous sens, pensant à la possibilité d'un corps étranger; mais, plus tard, des accidents analogues se manifestèrent du côté opposé, et la pression me fit voir que le maximum de la douleur siégeait non au pourtour de l'articulation même, mais sur le fémur, dans la zone épiphysaire. Je pense aujourd'hui qu'il s'agit d'une congestion momentanée au niveau de l'épiphyse, entraînant la douleur, l'impotence fonctionnelle et déterminant un mouvement fébrile. Je me propose actuellement de faire mesurer cet enfant au moment de l'accès douloureux et le lendemain dès qu'il sera passé.

La première de ces deux observations ne nous paraît pas aussi concluante qu'à l'auteur. Les jeunes filles dont il s'agit ont eu, à n'en pas douter, d'après les symptômes qu'elles ont présentés, une véritable fièvre intermittente qui a cédé à l'administration du sulfate de quinine. Eh bien, rien ne démontre encore que la fièvre intermittente, à l'instar des autres maladies fébriles, ne soit susceptible d'activer la marche de la croissance. Au lieu de placer sous l'influence de l'augmentation de la taille ces accès de fièvre intermittente, ne serait-il pas plus logique de ranger ces faits dans la catégorie de ceux que nous avons présentés dans le chapitre précédent. Quant à la seconde, si elle relatait des mensurations exactes, elle rentrerait plutôt, selon nous, dans les véritables cas de fièvre de croissance.

Les travaux déjà anciens de Daignan [1] et de Duchamp [2] renferment un grand nombre d'observations de ce genre. Mais celles-ci sont trop peu précises et prêtent à des interprétations trop diverses pour qu'on puisse en tirer une conclusion légitime. Nous en dirons autant de l'observaation suivante, empruntée à la thèse de Regnier et résumée par M. Bouilly dans son article :

[1] *Tableau des variétés de la vie humaine,* 1766.
[2] *Des maladies de croissance,* 1823.

Obs. II, p. 56 résumée. — Un garçon de quatorze ans, resté très petit jusqu'à cet âge et surnommé le Nain, à cause de l'exiguïté de sataille, est pris tout à coup de douleurs commençant par l'articulation tibio-tarsienne et envahissant successivement toutes les articulations. Les douleurs étaient tellement vives que le malade était condamné à une immobilité absolue, mais elles ne s'accompagnaient ni de fièvre, ni d'autres accidents. En six mois, la taille subit un accroissement de $0^m,50$ à $0^m,60$.

Comme nous le disions au début de ce chapitre, nous n'avons aucune expérience personnelle sur ce sujet. Mais notre maître, M. le professeur Perroud, si compétent en tout ce qui concerne les maladies de l'enfance, nous a dit avoir observé plusieurs fois une croissance exagérée coïncidant avec de petits mouvements fébriles, qui ne pouvaient être rapportés à aucune localisation et qu'il ne savait à quoi rattacher. Ce sont ces cas, croyonsnous, auxquels on serait peut-être en droit de donner le nom de *fièvre de croissance*.

Il se produit là probablement, on ne sait sous quelle influence, une poussée congestive dans la zone juxtaépiphysaire. Et la congestion d'un organe quelconque pouvant retentir sur toute l'économie et déterminer un léger mouvement fébrile, il n'y a rien d'étonnant à ce qu'un état semblable dans les points que nous avons indiqués puisse se traduire par les mêmes phénomènes. Telle que la comprend M. Bouilly, et nous partageons son avis, la fièvre de croissance est beaucoup moins fréquente qu'on le croit; elle n'est autre chose qu'une ostéite juxta-épiphysaire très atténuée. C'est, du reste, l'idée exprimée par M. le professeur Richet qui terminait ainsi

une série de cliniques sur l'ostéite juxta-épiphysaire [1] :
« Quelle a été chez ce malheureux garçon la cause réelle
de la mort ? On peut dire qu'il a succombé par suite de la
multiplicité et de l'étendue des lésions osseuses et viscé-
rales. Il y avait chez lui une tendance générale à la suppuration qui s'est manifestée à la fois dans la plèvre,
dans les poumons et sur plusieurs os du squelette. Toutes
ces lésions, qui ont concouru à la terminaison fatale, je
les rapporte à une affection générale que j'appellerais
volontiers la *fièvre de croissance des adolescents*. »

[1] *Gazette médicale*, nᵒˢ 23, 24 et 28. 1879.

CONCLUSIONS

---

1. — La croissance, c'est-à-dire l'accroissement en hauteur, se fait par l'intermédiaire du système osseux. Elle a pour organe, dans les os longs, les cartilages de conjugaison.

2. — Les os longs ne s'accroissent pas également par chaque extrémité.

3. — Si l'on irrite la moelle ou le périoste d'un de ces os, cette irritation se propage au cartilage de conjugaison et active la prolifération de ses éléments; d'où résulte une croissance plus rapide. Lorsque l'irritation porte directement sur le cartilage de conjugaison lui-même, elle amène un arrêt dans l'accroissement de l'os.

4. — La croissance est d'intensité inégale pour les différents os, et, par suite, pour les différentes régions. Les proportions du corps humain varient avec l'âge.

5. — Les lois de la croissance ne sont pas encore suffisamment établies. Mais ce que l'on en sait de positif montre que chaque sujet subit en un même temps des croissances fort inégales, et que rien d'absolu ne peut être invoqué. Les écarts dans les moyennes sont très considérables.

6. — Les conditions au sein desquelles vivent les individus n'influencent pas la taille finale, mais le mode de croissance. Les privations, le travail pénible, le séjour des villes retardent le développement. Les conditions opposées paraissent le favoriser. La race et l'hérédité ont la plus grande influence sur la taille finale. Celle-ci est obtenue entre vingt-cinq et trente ans.

7. — Certaines maladies aiguës fébriles, telles que scarlatine, fièvre typhoïde, pneumonie, tuberculose aiguë, etc., impriment à la croissance une allure beaucoup plus vive. Il ressort de nos recherches que ce sont les maladies infectieuses qui ont le plus d'influence sur cette suractivité de la croissance. Mais le fait n'est pas aussi fréquent qu'on le croit généralement ; *nous ne l'avons constaté que dans un sixième des cas environ.*

8. — La croissance rapide, qui se produit dans le cours des affections aiguës, se poursuit également pendant leur convalescence. Elle se fait presque entièrement par l'intermédiaire des os longs des membres inférieurs. Il arrive souvent alors que la peau ne peut suivre un

développement aussi rapide du système osseux et se laisse déchirer, au niveau des grandes articulations, dans le sens de l'extension. Les éraillures qui en résultent, ont l'aspect des vergetures de la grossesse ; elles sont indélébiles et perpendiculaires à l'axe du membre. Dans tous les cas où nous les avons remarquées, il existait en même temps d'autres altérations du tégument externe. On pourrait à juste titre leur donner le nom de *vergetures de croissance*.

9. — L'augmentation de la taille, observée dans ces cas, pourrait être regardée comme le résultat d'une hypérémie médullaire qui a été constatée par divers auteurs dans la moelle des os longs des sujets succombés à la suite d'affections aiguës, telles que scarlatine, fièvre typhoïde, pneumonie fibrineuse, etc. L'altération de la moelle se propagerait au cartilage de conjugaison et l'irriterait ; d'où suractivité de la croissance pendant tout le temps que durerait l'irritation.

10. — Cette manière de voir nous rend compte de tous les phénomènes liés à la croissance que l'on rencontre dans le cours ou à la suite des maladies aiguës fébriles. Elle nous explique la production des ostéites, des ostéo-myélites, des ostéo-périostites juxta-épiphysaires, etc., qu'on observe assez fréquemment chez les jeunes gens à la suite de ces affections graves. Si l'irritation est de courte durée et peu intense, il se produira simplement une exagération de la croissance. Si elle est plus vive et se prolonge quelque temps, il pourra survenir une inflammation du système osseux.

11. — Indépendamment de cet accroissement rapide qu'on pourrait appeler pathologique, puisque c'est un processus morbide qui lui donne naissance, il se produit, on ne sait sous quelle influence, des poussées de croissance coïncidant avec de légers mouvements fébriles et des douleurs siégeant au niveau des cartilages de conjugaison.

12. — Cette fièvre légère ne peut être rattachée qu'à une congestion passagère de la zone juxta-épiphysaire. C'est le degré le plus atténué de l'ostéo-périostite juxta-épiphysaire des enfants et des adolescents. Peut-être est-ce là ce qu'on doit entendre par *fièvre de croissance.*

FIN

TABLE DES MATIÈRES

LYON. — IMPRIMERIE PITRAT AÎNÉ, RUE GENTIL, 4.

LYON. — IMPRIMERIE PITRAT AÎNÉ, 4, RUE GENTIL.

www.ingramcontent.com/pod-product-compliance
Ingram Content Group UK Ltd.
Pitfield, Milton Keynes, MK11 3LW, UK
UKHW020925140726
13695UKWH00003B/968